外科札記
縫合生死的醫學簡史

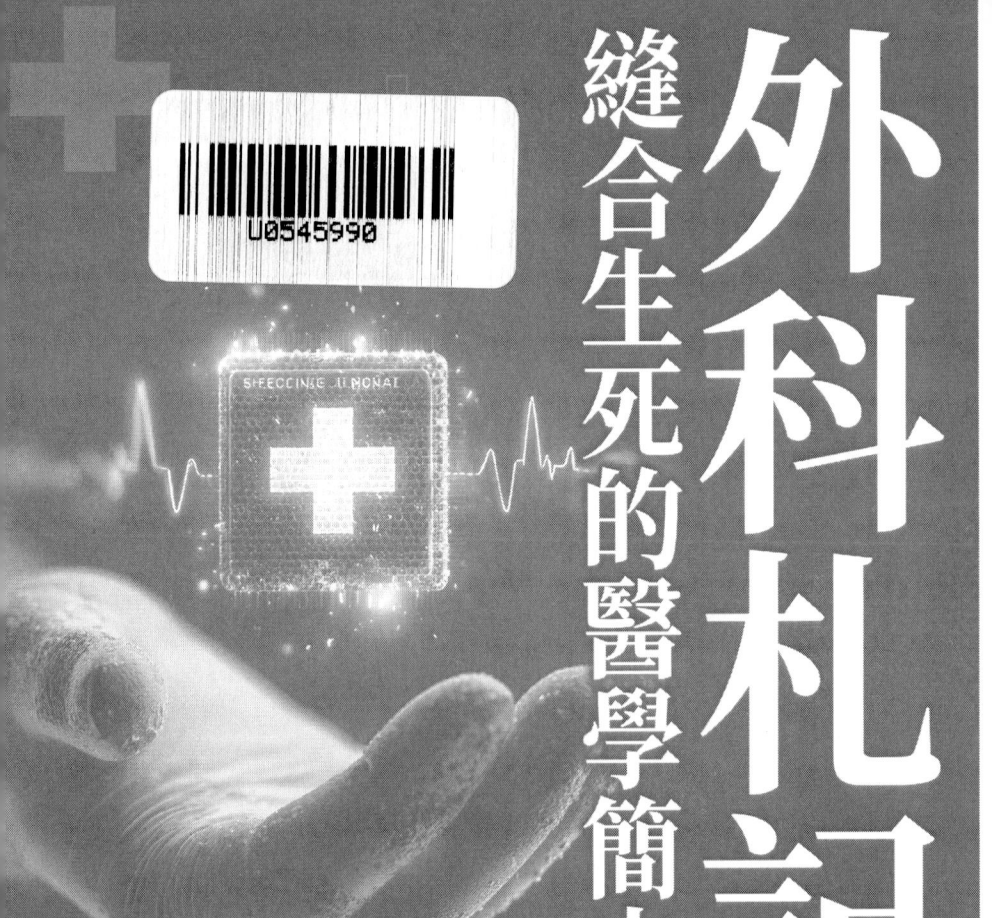

從巫術到理性，由小人物至外科巨擘，見證醫療革命的每一步！

為科學理想堅持不懈的「小人物」
成就了今日更安全、更理性的醫療環境——

從神話傳說到現代醫學革命，沿著外科學發展的軌跡
看見那些為了突破禁忌而勇敢挑戰的醫者與研究者們！

李清晨 著

目錄

以科學進步的歷史，取代王侯將相的歷史（代序）……… 005

醫神與醫學起源的傳說………………………………… 009

希波克拉底：理性醫學的開端………………………… 021

加倫：古代醫學的集大成者…………………………… 025

維薩留斯：解剖學革命的先驅………………………… 029

帕雷：戰場上的外科革新者…………………………… 037

亨特：從手藝到實驗的外科轉型……………………… 041

麻醉：從神祕到科學的里程碑………………………… 049

無菌：外科手術的安全革命…………………………… 061

手術刀下的女人：婦產科的歷史發展………………… 073

目錄

歷史上,女性想當醫生有多難⋯⋯⋯⋯⋯⋯⋯⋯⋯⋯⋯ 081

剖腹產:從禁忌到救命之術⋯⋯⋯⋯⋯⋯⋯⋯⋯⋯⋯ 091

產褥熱:看不見的致命敵人⋯⋯⋯⋯⋯⋯⋯⋯⋯⋯⋯ 097

助產教育的演進與挑戰⋯⋯⋯⋯⋯⋯⋯⋯⋯⋯⋯⋯⋯ 107

從比爾羅特到霍爾斯特德:外科現代化的開端⋯⋯⋯ 127

庫欣:神經外科的奠基人⋯⋯⋯⋯⋯⋯⋯⋯⋯⋯⋯⋯ 137

剖心錄:東方的外科記憶⋯⋯⋯⋯⋯⋯⋯⋯⋯⋯⋯⋯ 159

外科騙術與行騙者的真相⋯⋯⋯⋯⋯⋯⋯⋯⋯⋯⋯⋯ 203

外科醫學的迷思與反思⋯⋯⋯⋯⋯⋯⋯⋯⋯⋯⋯⋯⋯ 217

你我皆凡人,大家都有病(代後記)⋯⋯⋯⋯⋯⋯⋯ 237

以科學進步的歷史，
取代王侯將相的歷史（代序）

　　我曾經一次次地問自己，為什麼要寫這些醫學歷史的故事，或者說為什麼這些故事有人愛看，我想這與人類最初學習如何在這個危機四伏的世界上生存有關。聽故事很可能是人類最古老的學習方法，否則文字出現之前，人類的知識是如何傳播的呢？

　　遠古時期典型的故事大約是，這種蘑菇不能吃，隔壁山洞那個吳老二就因為吃了這種蘑菇口吐白沫而死，可慘了。於是大家都記住了，這種蘑菇不能吃，吃了就會中毒而死。

　　大部分醫學故事遠比吃毒蘑菇複雜得多，所有的碎片連綴起來，足可以媲美世間最偉大的戲劇。所有偉大的戲劇，表現的都是人類在各種困苦中的努力掙扎，而一旦故事中的主角終於達成目標之後，整個故事就草草收場，對觀眾就不再有吸引力了。大家回憶一下大部分武俠小說的劇情是不是如此。故事的主角要麼出身悲苦遭遇不幸，要麼身負血海深仇，他要出人頭地成為武林至尊或者手刃仇家，總之他是帶著任務出場的，他要解決掉某個問題。但這個過程注定不是一帆風順的，他要經歷千難萬險，經歷九死一生。一旦這個任務完成了，這個故事就結束了。

以科學進步的歷史，取代王侯將相的歷史（代序）

醫學故事天然具備這些特徵，人類與疾病的爭鬥似乎永遠也沒有盡頭，新冠疫情的出現只不過是再次佐證了這一點罷了。

寫醫學歷史上的故事，絕不是枯燥事實的簡單羅列，而是要向讀者交代事件背後的起因，描繪某一時期技術進步與時代之間複雜的相互關係。所以，我們必須從龐雜的歷史文獻資料裡，找出最重要、最富挑戰性的工作，爬梳出能代表那個時代特徵的主要脈絡。

透過這些脈絡，我們不難發現，醫學的進步是在不斷突破成見中實現的。人類當中的那些天才人物一次又一次地打破前輩權威設置的禁錮，拓展認知邊界、治療邊界，但解決舊問題的同時，又引發新的問題。那些曾打破禁錮的天才，又替後人設置了新的禁錮，屠龍者變成了龍，如此不斷循環下去，沒有盡頭。

醫學的終極理想，是徹底征服疾病，不過很遺憾，活在當下我們肯定是看不到這一天了。你看，我這個觀點可能也是由於時代局限，多麼希望我也判斷錯了。

我們要相信，醫學的每一次進步，都比前人更接近這一終極目標，為什麼這麼說呢？因為我們已經找到了科學的方法。

但我們對民間的玄學和神祕主義思潮也要保持足夠的警惕。疾病譜是隨著人類社會生活方式的變化而不斷變化的，每當一種新的棘手的疾病出現，而現代醫學還拿不出來一個有效的應對辦法時，就是玄學和神祕主義沉渣泛起的最好時機。

我們寫醫學故事，做醫學知識推廣，就是要啟迪民眾，讓大家在關鍵時刻不要誤入歧途。

於我們自己而言，雖然這些寫作不能非常直接地對我們的治療技術產生可見的根本性的影響，但我們可以用一個更大的尺規來理解世界。比如當我們對當下感到悲觀厭倦時，不妨先假設我們不小心回到了一百年前，比如你哪天上班的時候「咔嚓」一個雷在你頭頂炸響，然後你就穿越回以前當醫生了，體驗一下當時的痛苦。

一百年前的同行體驗的那些困惑在今天已經解決了一大部分。所以，當你又被一個雷送回來的時候，你發現自己一下子飛躍了百年的時空，是不是就會為這百年間醫學技術的突飛猛進感到開心了呢？

這不是自欺欺人，而是一種思考方式，只有當你用百年這個比較長的尺規去理解世界時，才能免於因陷入眼前瑣事而造成的悲觀。

最後，我也想提醒大家，我們從前所關注的歷史，可能不像我們想像的那麼重要。

有的知識分子提出，理性覺醒和科技進步的歷史，必將代替王侯將相的歷史，幾千年來的王朝更替，如果沒有讓民眾在不斷的進步中感受到幸福的話，那歷史無非就是同一天重複了幾千年而已。

以科學進步的歷史,取代王侯將相的歷史(代序)

　　我們寫醫學歷史的故事,也可能在一定程度上改造大眾的史學觀念,我們用科學家取代國王在歷史上的地位,用以科學進步為基礎的歷史,取代以經濟政治戰爭和外交為主要內容的歷史,從而確認科學在文化中的支配地位。

醫神與醫學起源的傳說

　　歷史文化源遠流長，那些富於想像力的祖先曾創造出許多動人的神話，比如關於醫學的起源，就有一個婦孺皆知的傳說——神農嚐百草。相傳，為了尋找可以救治百姓疾病的良藥，神農氏踏遍山川大地，嚐過的花、草、根、葉多達三十九萬八千種，曾在一天之內就中毒七十次，他神奇地化解了這些毒性，用文字記下了這些草藥的藥性，希望可以用來治病。但有一次他誤食了有劇烈毒性的斷腸草，不幸死去了。百姓們為了紀念他的恩德和功績，敬他為藥王神，並建藥王廟，每逢農曆四月二十六神農氏生日，人們便紛紛來到藥王廟祭祀，以祈求遠離病痛。

　　神話傳說當然都是假的，但這類神話所表達的人們希望遠離病痛的美好意願卻是真的，著名醫史專家阿圖羅・卡斯蒂廖尼（Arturo Castiglioni）認為，醫學是隨著人類痛苦的最初表達和減輕這份痛苦的最初意願而誕生的。因此，當一個民族或地區已經開始流傳關於醫藥方面的神話，我們就可以認為醫學已經在此萌芽了。

　　但可能很多人不了解的是，在相近的歷史時期，類似的神

醫神與醫學起源的傳說

話並非中國獨有，古代美索不達米亞曾流傳著吉爾伽美什的神話，相傳這位具有神力的大英雄為了找到讓自己的好友起死回生的藥物，經歷了千難萬險，終於找到了一種可以使人重獲青春的仙草。他希望能把這種仙草帶回自己的城邦，結果他太疲憊了，不得不停下來休息。可就在他打盹時，一條大蛇突然竄出來吃掉了他的仙草，結果這條大蛇立刻蛻皮返老還童了。吉爾伽美什知道自己永遠失去了救治自己好友的機會，流下了絕望的淚水。

這一神話後來被刻在石板上教育後世，蛇的每一次蛻皮都是在提醒人們，所有人都將老去和死亡。時至今日，人們已經非常確切地知道，預防疾病是可能的，但預防死亡則是醫學不可能完成的任務。

在古代埃及，人們崇拜的醫神則是印何闐（Imhotep）。他是一位被神化了的凡人，相傳他不但精通治病，還能夠使不孕的婦女生小孩。人們為他建立廟宇，並在這些廟宇裡訓練醫生。不像我們只在農曆四月二十六這天為神農氏慶生，埃及人為印何闐設立了六次節日。

熟悉現代醫學的人應該知道，醫學領域有一份古老的關於行醫準則的文獻《希波克拉底誓詞》，這份誓詞的第一句話便是「仰賴醫神阿波羅（Apollo）、阿斯克勒庇俄斯（Asclepius）及天地諸神為證，鄙人敬謹直誓，願以自身能力及判斷力所及，遵守此約……」希波克拉底（Hippocrates）被稱為醫學之父，而這份

誓詞則昭示著現代醫學如果向遠古追溯，就一定會追溯到神祇時代。

我們先來看阿波羅。他是希臘奧林帕斯神系中重要的神祇之一，其最著名的身分是太陽神。阿波羅作為醫神的一面較少被後世的凡人關注到，我覺得也許跟他幾次在關鍵時刻應該發揮醫神的治癒能力但卻無能為力有關。

有一次阿波羅跟一個叫雅辛托斯（Hyacinthus）的朋友玩飛盤，阿波羅運起神力將那石頭製成的飛盤拋擲向遠處的高空，那高速旋轉的飛盤飛得又穩又遠。雅辛托斯也想把飛盤抓過來自己玩，結果卻不幸被飛盤擊中了頭部（難道他想用嘴叼來著？），驟然倒地。阿波羅飛奔到他近前，結果發現雅辛托斯已不省人事且頭部血流不止，作為醫神的阿波羅用盡了他所知的一切辦法都沒有為朋友止住血，最後竟眼睜睜看著這位朋友死在了自己的懷裡。阿波羅痛苦萬分地說：「如果我能替你去死就好了，你將永遠活在我的記憶裡，你的血液將化作我的遺憾之花。」話音未落，雅辛托斯流到地面的鮮血便化作了一株亭亭玉立的百合。

阿波羅能把朋友的血變成百合，卻不能在朋友受傷的情況下為他止血，可見阿波羅這位醫藥之神就算有些醫療技能，似乎也不擅長處理外傷。

還有一次，阿波羅苦戀達芙妮（Daphne）而不得，因此痛苦萬分。面對阿波羅的窮追不捨，驚恐萬分的達芙妮更是付出了

醫神與醫學起源的傳說

生命的代價,直接變成一棵月桂樹。

這位不擅處理外傷的醫神,遭遇愛而不可得的情傷時,他又是如何處理的呢?

阿波羅只能苦苦哀求:「佩紐斯(Peneus)的女兒啊,我追求你,是因為我愛你。天帝是我父親,我是德爾菲神廟和泰奈多斯神廟的主人,我知曉萬事,不管現在還是將來。我是主管歌曲和樂曲的天神。我自己的箭百發百中。可是,哎!一支更加致命的箭〔指愛神邱比特(Cupid)的箭〕射穿了我的心!我是醫藥之神,了解所有草藥的特性。哎!我忍受著痛苦,卻無藥可治這份情傷。」

在希臘神話體系裡,阿波羅大約是外型最俊朗的神祇之一,可即使是容貌俊美、才華橫溢、家世顯赫的神祇,也有滿足不了的情慾。尤其諷刺的是,這種因情慾無法滿足而造成的痛苦,居然連醫藥之神都治不了。如果想到情慾之苦連醫神都束手無策,那麼作為凡人,在面對這類錐心之痛時,應該心理平衡了吧。

看來這位醫藥之神的醫術實在是乏善可陳,無論面對外傷還是情傷都沒什麼好辦法,不過他後來有了一位醫術高超的兒子,倒是為醫神家族挽回了一點顏面,這兒子便是阿斯克勒庇俄斯。

阿斯克勒庇俄斯的母親科洛尼斯(Coronis)在少女時代時,有一次在波埃貝絲湖洗澡被阿波羅窺見了,激情難抑的阿波羅

就強行占有了科洛尼斯,並令她懷孕了。但科洛尼斯隨後卻迷戀上了一位吟遊詩人伊斯庫斯(Ischys),並與這位詩人締結了婚約。得知這一消息後,阿波羅心中昔日對科洛尼斯的情慾之火就完全變成了熊熊燃燒的嫉妒之火,這足以讓任何一個男人喪失理智,即使作為驕傲的天神也不例外,於是他就用箭射死了科洛尼斯和伊斯庫斯。

在科洛尼斯的屍首即將火化的時候,阿波羅發現了其腹部的蠕動,他知道,那是自己的骨肉,在最後一刻,他剖開了科洛尼斯的身體,取出並挽救了這個孩子。這個孩子就是阿斯克勒庇俄斯。

阿波羅將這個孩子託付給賢明的人馬(也稱半人馬)凱隆(Chiron)撫養,凱隆對其視如己出,把阿斯克勒庇俄斯精心撫養成人,並教給他醫療知識和狩獵技巧。成年以後的阿斯克勒庇俄斯懷著拯救全人類病痛的偉大志向,經常在荒山野嶺考察各種動植物的藥性,希望獲得有治療價值的藥物。他從阿波羅及凱隆那裡學到的醫學哲學是:第一語言,第二藥物,第三柳葉刀。

阿斯克勒庇俄斯以高超的醫術拯救了許多被病痛折磨的可憐人,尤其是在幾次著名的戰爭之後,由於阿斯克勒庇俄斯曾擔任軍醫為戰士療傷,挽救了很多生命,因此聲名鵲起,受到了民間廣泛的崇拜。

一個偶然的機會讓他從智慧女神雅典娜(Athena)那裡得到

醫神與醫學起源的傳說

了一小瓶神奇的血液：從左邊取就能成為致命的毒藥，從右邊取則可作為療效卓著的神藥。這種血液，既能救人又能害命，也許昭示了醫療方式的雙重性——藥物既有治療價值，又有不可忽視的副作用；外科手術既可救人於危難之間，其本身又可能會對病人造成悲劇般的醫源性傷害。這個古老傳說所揭示的這一觀點，直至今日還有些冥頑不靈的人不理解，他們認為醫院就只能是治病救人的場所，出現病人的死亡是不可以接受的，想到這些人的見識居然還不如上古之人，真是徒嘆奈何。

有一回阿斯克勒庇俄斯正在房間裡對一個溺斃多時的人施救，一條蛇爬上了他的手杖，他就打死了這條蛇。可是，隨後他發現另一條蛇叼著一種草藥進來將草藥放在了那條死蛇身上，結果這條死蛇隨即復活。受到這一啟發，阿斯克勒庇俄斯就找到相同的草藥，救活了那位溺死的可憐人。

由於阿斯克勒庇俄斯使越來越多的人逃過了早亡的命運，這使前往冥界的人數大為減少。冥王黑帝斯（Hades）感到自己的威權受到了挑戰，於是便向諸神之王宙斯（Zeus）挑撥，說阿斯克勒庇俄斯的行徑違反了生命法則，任其胡來勢必將威脅諸神不朽的地位。受到了蠱惑的宙斯用雷霆一擊轟殺了阿斯克勒庇俄斯。

痛失愛子的阿波羅為了報復，射死了為宙斯鍛造雷霆的獨眼巨人塞克羅普斯（Cyclops），宙斯大怒，將阿波羅貶到特洛伊罰他為凡人修築城牆。事後，宙斯也為殺死了阿斯克勒庇俄斯

懊悔不已，於是將阿斯克勒庇俄斯升上天空，化為蛇夫座，使他成為人類健康的庇護者。後世的人們因其不朽的功勳將其尊為醫神。

隨著歲月的流逝，人們越來越多地將對阿波羅的崇拜轉移到了阿斯克勒庇俄斯的身上，一些原本屬於阿波羅的神廟也被人們用於紀念阿斯克勒庇俄斯。那些專門為阿斯克勒庇俄斯修築的神廟多建在山清水秀適合療養的地方，從神廟周邊的水井中汲取的水，也被賦予了神奇的治療功效。

古代藝術家將阿斯克勒庇俄斯的塑像製成一位英俊而雄偉的中年男性。他莊嚴地坐在神座之上，一隻手持手杖，其上纏著一條蛇。從此這條蛇便成為醫學的象徵。而今世界衛生組織的標識的顯著位置上就有這根蛇杖。蛇代表了新生，這跟阿斯克勒庇俄斯的醫神職能有關。另外在傳說中阿斯克勒庇俄斯能夠控制和支配代表地下世界的蛇，從而擁有對抗冥界的能力，而這正是千百年來醫學最重要的理想——對抗死亡。

阿斯克勒庇俄斯的後代也都精通醫術，他們繼續守護著大地上人類的健康。但神話年代中的醫生並不能真正阻止人們早亡，能夠實現這一目標還是相當晚近的事。

當文明稍有進步，為疾病找到一個原因便是一個順理成章的事了。人們不再把病人當作累贅，而是認為他首先是一個受害者——他可能是中了敵人的魔法或者是被魔鬼幽靈附了身。於是，巫醫就順理成章地走上了歷史的舞臺。

醫神與醫學起源的傳說

電影《魔戒》(*The Lord of the Rings*)中的世界便是這樣一個充滿魔法與巫術的世界。原始人眼中的世界大概就是那個樣子,周遭是充滿了神祕力量或對人類有敵意的大自然,為了平安無恙地活著,除了非常努力地勞動以獲取必要的食物外,最好對外界時刻保持警惕,小心翼翼地不要冒犯了神靈的禁忌,如果有幸還能交上一個巫師甘道夫那樣的朋友,就再好不過了。在電影中,甘道夫為了拯救失去自主意識的國王希優頓,只用手杖凌空一指,就把邪惡巫師薩魯曼逼出了體外,令國王恢復了神智。

實際上巫醫的治療過程要比電影中複雜得多,會有一套複雜的儀式、咒語,還可能有發汗、放血這些所謂的「治療措施」。比如像國王希優頓那種神志不清的情況,治療過程極有可能是這樣的 —— 眾人將國王牢牢地綁縛在寶座之上,緊緊地箍住其身體,固定住他的腦袋,然後甘道夫將其部分頭髮剃掉,以精靈寶劍之類的利器削去其一片頭骨,同時口中唸唸有詞:

「塞哲爾之子希優頓,你願意聽我說話嗎?你需要協助嗎?並非一切都是黑暗的,驃騎王,不要喪志,我能提供的是天下無雙的力量,絕望者將無法從我口中獲得忠告。但我還可以給予你建議給予你指導,你聽見了嗎?」

這段咒語是《魔戒》的作者托爾金在《雙城奇謀》(*The Two Towers*)金殿之王一章中虛構的。但取顱骨卻非我的想像,乃是遠古時期真實存在的,這個手術後來被稱為顱骨環鑽術,曾盛

行於許多部落，奇怪的是這類手術直到19世紀之前並不廣為人知。

當時巫醫的社會地位肯定比今天的醫生高得多。現在的醫生就會看病，而古代巫醫不只會治病救人，還能呼風喚雨、縱橫捭闔。就像電影《魔戒》裡的甘道夫，勇武過人智慧非凡，他的形象總是讓我不禁想到傳統小說中數個人物，比如把他放在《三國演義》中，那他就是諸葛亮、趙雲與華佗的合體。

當時，距離人們知道疾病預防和治療的真正答案還有數千年，不過無論是什麼文明，人們都會盡其所能去尋找維持健康的途徑。人類文明極其緩慢地向前發展，巫術逐漸被宗教取代。相比於神醫，巫醫黯然失色。原來包括疾病在內一切都是神的旨意、神的安排，那麼，解釋疾病的任務也只能靠神醫了，只有他們才能發現並解釋神的意圖。那麼治療疾病自然也只能靠神，拜哪個神最合適呢？當然是傳說中的醫神阿斯克勒庇俄斯。

在醫神的廟堂裡供奉祭品祈求恢復健康，是希臘千百年來最重要的治療儀式。一代又一代被疾病折磨的人滿懷希望地來到神廟裡求治，他們在這裡虔誠地睡下，神祇在他們的夢裡出現，當他們醒來時疾病便已痊癒。時至今日，類似這種奇蹟般的治療神話我們也偶有所聞。不過今天的這些大師半仙之流，在編造這些神蹟時，可一點也沒比古人進步多少，不信且看埃皮達魯斯的碑板上記載的兩個屬於「外科」範疇的病例：

「有一個瞎了一隻眼的女人來到神廟，當她進入夢境裡，神

醫神與醫學起源的傳說

祇出現了,割開了她的眼睛,並揉進了一些藥物,當她次日醒來時,那隻瞎眼被治好了。」

「一個胸部中箭傷口潰爛的病人,當他在神廟醒來時,傷處已復原,箭頭卻握在他手裡。」

但巫術與宗教關係密切,難以截然劃分,如果非要指出這兩者的區別,那麼也許宗教醫學更狡猾一點,可解釋的餘地也更大一些。比如巫術咒語和宗教祈禱的區別是很明顯的,咒語如果沒發揮作用,很有可能會被病人懷疑巫師的法力不行,可祈禱如果沒發揮作用的話,那誰說神靈一定要答應你的請求呢?

時至今日,儘管現代醫學已經獲得了極大的進步,也仍然有人相信各種神蹟的存在,這說明了人類這一物種的智力局限,只要科學的方法還不能可靠地解答人生的所有疑問,不能準確預測個人命運,不能救活每一個瀕死之人,有的人就會求助於似乎能夠解決這些問題的超自然力量。倘若世間沒有這樣一種力量,人就會創造一個出來,所以古人就會想像出林林總總的神祇,匪夷所思的結果便是,創造者成了自己創造物的奴僕,躬身跪倒在了自己的創造物面前……2020 年初當新冠疫情禍從天降時,部分人就由於被恐懼矇蔽了原本就殘存不多的理性,一頭栽進了神祕主義的懷抱,如果我們仔細回溯當時的新聞,會發現很多神祕主義醫學的沉渣泛起,很多宗教巫術手段甚至堂而皇之地走到了前臺。

由於安慰劑效應和疾病自限性的廣泛存在，能夠發現宗教醫學祈禱療法的局限性並不容易，更別說完全擺脫巫術宗教的影響，將醫學推向一個可能走上科學之路的理性軌道上去，可人類居然做到了。

　　西元前 460 年，傳說中醫神阿斯克勒庇俄斯的後裔希波克拉底誕生於希臘科斯島上的一個醫學世家，正是這位西方醫學的創始人，敲響了疾病神賜學說的喪鐘。

醫神與醫學起源的傳說

希波克拉底：理性醫學的開端

希波克拉底（生年也許是西元前 460 年，卒年可能是西元前 370 年）宣稱自己是阿斯克勒庇俄斯的第十九代後裔，對名醫的出身附會上這樣一個神奇的說法，應該會讓病人有一個更好的治療體驗，所以在當時也就不會有人深究這個細節了。但拋開其富有傳奇色彩的血脈淵源不論，希波克拉底的學術思想淵源卻絕非憑空而來而是有跡可循。一般認為，除了代代相傳的原始經驗以外，古希臘哲學的興起，為理性醫學的誕生奠定了基礎。當時的哲學家都是知識淵博的人，他們對傳統的神造萬物的觀念不再盲信，力圖從哲學角度來探尋生命和世界的本源。他們認為疾病與神話和巫術無關，它是一個自然過程，研究疾病現象必須和研究其他自然現象一樣。

很多人可能會問，醫學為什麼需要理論呢？僅靠經驗難道不行嗎？因為醫學實踐如果沒有理論的約束，疾病現象就會逃脫我們的掌握，所以，醫學必須有一個理論來做指導，否則醫學的法則就不能師生相繼、薪盡火傳。

畢達哥拉斯學派認為，世界是由四種元素建構而成的，分別是：土、水、氣、火。透過愛與衝突的基本力量，這四種元

希波克拉底：理性醫學的開端

素結合與分離、吸引與相斥。可能是受畢達哥拉斯學派「四元素」學說的啟發，希波克拉底創立了四體液學說。該學說認為人的體液有熱、冷、乾、溼四個本原性質，疾病皆因血液、黏液、黃膽汁和黑膽汁的混合失衡而產生，健康的根本在於體液平衡，其核心思想在於，疾病乃一自然過程，症狀是身體對疾病的反應，醫生的主要作用是助人體內自然之力以促健康之恢復。

值得一提的是，雖然希波克拉底誓言的開頭充滿著濃厚的宗教色彩，但該誓言並非一個宗教性的宣言。希氏醫學學派在本質上與宗教的切割是比較徹底的，他並不認為諸神是疾病之因，也不認為治療疾病可以依靠神祇。比如在其著作《論神賜疾病》(On the Sacred Disease)中，他系統性地批判了用超自然的原因來解釋疾病的江湖騙子，並強烈呼籲用自然的原因進行解釋，他提到了有些所謂的神賜疾病其實來自遺傳。人們只是因為無知，才會認為癲癇是一種與神靈有關的病。

相比於此前的醫學理論體系，希波克拉底無疑進步了許多，該理論體系的理性特徵包括強調仔細觀察病人及其症狀和相信疾病源自自然病因而非神的懲罰。一言以蔽之，貫穿希波克拉底全集的信念是：健康與疾病都是自然現象，與諸神無關。

跟那些無所不能的神醫不同，希波克拉底並沒有文過飾非，在他提到的病例中，有60％的結局是死亡，他認為「理解不成功的經驗及失敗的原因是有價值的」。在迷信禁錮的時代，

希波克拉底將醫學根植於理性的土壤，這是何等的勇氣。

雖然在當時這一醫學體系對於解剖學知識所知甚少，但由於他能夠在自然科學的廣泛基礎上，集合豐富的臨床經驗，仔細觀察縝密推理，力求在因果關係上清楚而合乎邏輯，終使這一學派在眾多古老的傳統醫學學派當中脫穎而出，一舉奠定了它在醫學歷史上舉足輕重的地位。我們可以認為，正是因為這一學派的努力，才使西方醫學與神祕主義的巫術和宗教脫離，使其日後步入科學的殿堂成為一種可能。因此，有醫學史家將《希波克拉底文集》(Hippocratic Corpus)稱為「醫學的《獨立宣言》」。

對於希波克拉底學派的人來說，每一種疾病都首先是一種整體的失序，即使局部表徵非常明顯的疾病亦是如此。不難看出，這個思考方式是屬於整體論範疇的，那麼面對任何疾病，針對具體部位或器官的外科手術似乎就全無必要了，但《希波克拉底文集》中卻也有大量關於外科方面的論述，對於外科醫生做手術提出了如下準則：「獲取能力、慈悲、速度、無痛、優雅和敏捷」。

因為該文集是由不同年代的不同醫生、作者彙集整理而成的，所以在該文集中才會出現有些觀點互相矛盾的情形。事實上，大部分關於希波克拉底本人的事蹟也都真偽難辨，所以，我們與其說歷史上的希波克拉底是一個具體的醫生，毋寧將其視為若干理想醫生形象的集合。在希波克拉底身後的每一個時

希波克拉底：理性醫學的開端

代裡，人們都把自己對美好醫生的期許和渴望加諸於這個理想的化身，於是他就這樣成為永恆的勤勉者和對醫者良心的鞭策者，以及通向醫學正道的領路人。

此後，能被業內稱為一個時代的希波克拉底也就成為一位醫生所能得到的最高評價。

加倫：古代醫學的集大成者

再過了六百多年，又一位醫學的集大成者克勞狄烏斯·加倫（Claudius Galen，西元 129～199 年）出現了，據說，他的父親在一次夢到過醫神阿斯克勒庇俄斯之後，認為這是天意，於是就建議其子學醫，所以加倫就在 17 歲時起遵照神諭開始學醫。

學成後的加倫最初是作為一名角鬥士醫生，因此，他比其他人有更多的機會累積關於傷口處理方面的經驗。更重要的是，在人體解剖尚屬禁忌的時代，加倫透過這些傷口可以了解一些粗淺的人體解剖學知識，因此他將這些傷口稱為「身體之窗」。很顯然僅靠這些「身體之窗」並不能真正理解身體運作的方式，加倫的很多解剖學知識主要還是來自於動物解剖，必要時他也會解剖一些活著的動物，據說還解剖過大象。加倫的解剖學研究，糾正了不少先人留下的錯誤，他還向大眾現場示範過切斷豬頸部的喉返神經使豬不能再嚎叫，透過結紮輸尿管證明尿液產生自腎臟而非膀胱。

希波克拉底是加倫引用最多的大師，在大師遠去的六百多年間，人們又發展了許多新的知識，加倫認為自己有責任將當

加倫：古代醫學的集大成者

時龐雜的醫學知識進行系統化。於是，在加倫的筆下，希波克拉底的學術思想被繼承下來，並打上了加倫的烙印。

希波克拉底認為需要在全身實現平衡，而加倫則認為，體液平衡也可以在每一個器官實現，這就使得醫生可以開發針對具體器官的治療，這個理論對醫學尤其是對外科學產生了關鍵性的影響。

儘管加倫的醫學成就冠絕一時，但也存在不少錯誤，比如他當時對血液循環的認知是錯誤的。他認為血液產生於肝臟，並在人體內呈潮汐式的漲落。這一錯誤一直到其去世1,400多年以後，也即西元1628年哈維（William Harvey）出版《動物心血運動的解剖研究》（*An Anatomical Exercise on the Motion of the Heart and Blood in Animals*）才得以徹底糾正。加倫另一個值得一提的外科方面的重大謬誤是對感染的錯誤認知，他認為膿液對傷口的恢復來說很重要，以至於很多傷者常常要等到傷口感染化膿之後才加以處理。後世對這一觀念的修正也經歷了異常曲折漫長的過程，直至19世紀末外科界才真正征服了感染。

加倫的醫學成就是古代醫學的一個頂點，其所處的時代也是羅馬帝國的輝煌業績和凱撒（Julius Caesar）政權極度擴張的時代。然而融會了許多科學思想才成就的希臘－羅馬醫學的最高峰，在幾經戰亂、天災與瘟疫之後，逐漸走向了衰敗。古希臘奧林匹亞山上喧鬧的諸神一度沉寂，基督教在人們對現實的強烈不滿與精神熱望中趁機坐大，在中世紀的重重迷煙巨霧之

中,由於當時錯綜複雜的因素,科學活動幾乎全部停滯。而理性醫學的根基尚未牢固,曾經一統醫學世界的神祕主義也像幽靈一般從未遠離,在之後千餘年的漫長歲月裡,被宗教俘獲的古老醫學再次跌入一個幽暗的深淵。在隨後的一千五百多年裡,人類文明幾度興衰,理性醫學的中心從希臘來到羅馬,從羅馬又到伊斯蘭世界,而後重回歐洲。

歷史上,一位領軍人物死去時,他所開創的事業可能會功敗垂成,但原因卻不一定是他的死亡,只有當支撐他的力量大勢已去的時候,這項事業才會真正失敗。在加倫死後一千多年的時間裡,加倫學派的理論根基都沒有被動搖過,只有科學進步到一定程度,人們才會驚愕地發現,加倫的醫學體系事實上充滿了錯誤,這一切,最初是從解剖學的進步開始的。

加倫：古代醫學的集大成者

維薩留斯：解剖學革命的先驅

　　文藝復興時期，加倫的權威開始面臨挑戰，一場摧枯拉朽的科學革命正在悄悄醞釀，加倫建立起來的這座看似牢不可破的學術大廈，在黑暗時代堅挺了千餘年之後，即將迎來新時代的疾風驟雨。

　　首先是宇宙觀的顛覆，當尼古拉·哥白尼（Nicolaus Copernicus，西元 1473～1543 年）的《天體運行論》（De revolutionibus orbium coelestium）橫空出世以後，人們赫然發現，原來千百年來我們自以為宇宙中心的地球卻是要繞著太陽轉的！另一件不太廣為人知卻幾乎同等重要的大事是安德烈亞斯·維薩留斯（Andreas Vesalius，西元 1514～1564 年）《人體的構造》（De humani corporis fabrica）的出版。該書糾正了加倫的解剖學謬誤，使人們第一次確切地知道了人體這個「小宇宙」的基本結構，徹底更新了人體觀。

　　兩件在科學史甚至人類歷史上同樣石破天驚的大事件，同時都發生在西元 1543 年。今天的外科醫生如沒有精熟的解剖學知識作為基礎是不可想像的，可我們的那些前輩，居然在沒有對人體準確了解的前提下，憑著超凡的智慧和過人的理性，頑

維薩留斯：解剖學革命的先驅

強地將柳葉刀一代一代傳承下來。到了維薩留斯這一代，醫學的面貌將有所不同了，科學精神再次強勢介入，終於讓醫學與神祕主義又一次漸行漸遠。這一次分別，醫學再也沒有回頭。

解剖學對於醫學的發展尤其是外科學的發展的重要意義怎麼強調都不過分。維薩留斯憑著他在解剖學的貢獻開創了一個時代。維薩留斯之前的解剖學教學在今天看來是可笑又荒唐的，教授們照本宣科，任由一個助手盲目地解剖一具屍體，另外有一個示範者裝模作樣地指指點點，而教授自己卻從未真正瞧瞧人體的真正結構，他們向學生宣講的仍是千年之前加倫的經典教義。這樣的解剖教學，毋寧說是糟蹋屍體。

思想上的懶惰也許是人的本性之一，即使在今天，驕傲的醫生們因為臨床惰性而對新知識、新見解置若罔聞的事情也屢見不鮮，這樣的局面真是讓人感到憋悶。然而加倫的影響力再廣泛，終有其不可及的群體。因為對解剖學有需求的不只是將加倫視為偶像盲目崇拜的醫生族群，還有一些旨在發現人體奧祕的藝術家。

為了使他們的作品更接近於真實的生命與死亡，他們公開參加解剖，透過研究完整和分解的人體來了解肌肉和骨頭的結構。這其中有一位是對解剖學的發展功績最為顯赫的，也是文藝復興運動最偉大的先驅之一，他曾做了前所未有的努力來探索和解釋宇宙，這個人是李奧納多・達文西（Leonardo da Vinci，西元 1452～1519 年）。

很顯然，達文西涉足解剖學研究並非因為醫學目的，因此醫學界經院哲學的傳統羈絆對他毫無影響，這就使得他可以在解剖學研究領域完全不受加倫權威的影響。他以一種超乎尋常的眼光觀察人體結構，不知疲倦地獻身於人體解剖學研究。為了使研究工作在技術上完美，他應用了超群的解剖學技術，比如使用靜脈注入法，用液體蠟注入體腔，開創了人類使用凝固媒介定義器官形狀大小的先河。他還曾透過向牛腦注入蠟的方法獲得了腦室的塑型。

也許達文西是歷史上第一個不受加倫傳統影響能夠客觀地思考人類解剖學的人，但他的工作在當時並沒有在短時間內得到醫學界應有的重視，他的手稿只有少數幾個人知道，而且大都不是醫生。實際上這些原稿在幾百年後才從淹沒無聞的境地中解脫出來，卡斯蒂廖尼在其著作《醫學史》(*A History of Medicine*)中提到：「看來維薩留斯或許知道一些達文西的手稿，並在他的繪圖中還模仿了一點。」研究達文西解剖學派的學者肯尼斯·基爾（Kenneth Keele）也曾說道：「達文西刺激了藝術與解剖學之融合，他為大師級學者維薩留斯準備好了土壤。」

類似的這些觀點大概可以說明，達文西才智的光芒雖在當時不足以照亮尚處於黑暗中的醫學界，但也或多或少地影響了這位醫學史上最重要的人物之一──解剖學家維薩留斯。歷史的面目似乎總是模糊的，如果醫學上所有重大的進步都源自某個天才人物靈光乍現的構想，那麼醫學史可能要簡單得多。然

維薩留斯：解剖學革命的先驅

而事實上所有有價值的重大發現與進步只能基於先前有價值的探索，這正如牛頓（Isaac Newton）所言「如果說我比別人看得更遠些，那是因為我站在了巨人的肩上。」

如果說在希波克拉底（生活時間介於孔子、孟子之間）、蓋倫時代（大約與張仲景同時代），中國的醫學水準還與西方難分高下的話，那麼自維薩留斯之後，中國醫學至少在理論層面，已經被遠遠拋在後面了。

但在醫療實踐的效果方面，一直到此時東西方也仍然是半斤八兩。在外科方面，中國醫學還頗有可觀之處，成書於南北朝時期的《劉涓子鬼遺方》及唐代《仙授理傷續斷祕方》，記載了許多針對外傷的治療方法，比如後者記載有對開放性骨折主張快刀擴大創口，以煎水洗淨，縫合後用潔淨絹片包紮，並強調不使傷口著水，以免感染，這多少已經有現代外科無菌術的影子了。只可惜古代醫學中這些基於實踐經驗，閃耀著理性光輝的外科傳統，最終沒能發展繁榮起來，殊為遺憾。但我們可以看到，古代學者一樣具有敏銳的洞察力和優良的學術傳統，醫學實踐相比於其他古代民族的傳統醫學亦毫不遜色。

中國古代其實也曾有過解剖人體的探索，經常被學者提及的是《黃帝內經》中的記載：「若夫八尺之士，皮肉在此，外可度量切循而得之，其屍可解剖而視之……其臟之堅脆，腑之大小，穀之多少，脈之長短……皆有大數，諸血皆屬於心……心主全身血脈。」

除了這樣的經典記述之外，故紙堆中還有一些零散的紀錄，謹摘錄如下：

翟義黨王孫慶捕得，莽使太醫尚方與巧屠共刳剝之，量度五臟，以竹筳導其脈，知其終始，云可以治病。——《漢書·王莽傳》

漢末，有人得心腹瘕病，晝夜切痛，臨終敕其子曰：「我氣絕後，可剖視之」，其子不忍違言，剖之，得一銅槍。——《太平廣記》

沛郡相縣唐賜，往北村飲酒還，因得病，吐蠱蟲十枚。臨死，語妻張氏曰：「死後刳腹中病」，張手破之，臟悉糜碎。——沈約《宋書》

廣西戮區希范及其黨，凡二日，剖五十有六腑，宜州推官吳簡，皆詳視之，為圖傳於世。——南宋趙與時《賓退錄》

余先是以醫從徵，歷經賊腹，考驗臟腑，心大長於豕心，而頂平不尖，大小腸與豕無異，唯小腸上多紋，膀胱真是脬之室。——明·孫一奎《赤水玄珠》

可為什麼古代中國就沒能發展出合乎客觀實際的解剖學呢？

清道光年間王清任（西元 1768～1831 年）的《醫林改錯》可以說是中國古代解剖學的巔峰之作。王清任出生時，維薩留斯早故去 204 年矣。但若將其書中所繪的解剖圖與維薩留斯的相比，真是慘不忍睹。現代醫學受惠於維薩留斯之解剖學甚多，

維薩留斯：解剖學革命的先驅

但也有人認為受惠於達文西、米開朗基羅（Michelangelo）、提香（Titianus）、拉斐爾（Raphael）等人更多。倘若沒有這些藝術家所擁有的複雜的畫技，利用透視法表現人體，維薩留斯又如何精確地記錄其研究呢？中國解剖學的落後、畫藝落後也許是部分重要原因。

維薩留斯播撒的種子，結出了豐碩的成果，解剖學研究觀念深入人心，他的後繼者們又陸續有一些解剖學方面的發現，但囿於加倫這樣的權威，關於血液運動的潮汐學說，並沒有人敢發起挑戰，對於傳統的敬畏，使研究者們難以得出富於邏輯的結論——即使他們曾留下許多精準的科學紀錄。

少數有思想的人，看待世界的方式已發生了變化，西元1609年伽利略（Galileo Galilei，西元1564～1642年）自己製作了一臺望遠鏡，因此他可以觀察到更深邃的天空，銀河系的真面目也逐漸開始清晰。

當哈維開始思考心血運動的問題時，他意識到揭示這一奧祕不能只靠記錄細節，更需叩問自然。基於前人的研究，結合大量的動物實驗，哈維提出了在當時看來石破天驚的血液循環學說，在醫學界掀起了極大爭議。《動物心血運動的解剖研究》出版後的幾十年間，哈維一直飽受攻擊，撼動一個傳統的權威觀點，從來都不是容易的事，更何況在當時，這一理論非但沒有為治療方面帶來什麼突破，還替醫療界帶來了比以往更多的困惑和謎題。就當時而言，哈維的貢獻是為醫學提供了新的研

究方法，真正開創了一個實驗醫學的偉大時代。

值得一提的是，在哈維提出確切的血液循環學說之前，中國古人也產生過血液是循環的這一萌芽思想。《黃帝內經》中有如下記載：「經脈流行不止，環周不休……氣之不得無行也，如水之流，如日月之行不休，如環之無端，莫知其紀，終而復始」，在今天看來，這確實是令人驚豔的洞見，但若與哈維相較，則仍屬於玄妙的哲思，而非基於精確實驗縝密思考之後的科學結論。因此，有些學者據此認為中國人提出血液循環學說比哈維早了 1,500 多年，多少有一點偷換概念、自欺欺人。1957 年德國醫學博士費利克斯・博恩海姆（Felix Boenheim）寫成了一本書《黃帝內經與哈維的血液循環學說》（*Von Huang-ti bis Harvey. Zur Geschichte der Entdeckung des Blutkreislaufs*），世人方知中國早有這種萌芽思想。

以當時的職業劃分，無論維薩留斯還是哈維，其實都算解剖學家，更確切一點說，哈維算動態解剖學家，開創了生理學研究的先河。雖然他們同時也都有外科醫生的身分，但若論這一時期對外科治療學方面的直接貢獻，則非法國外科大師安布魯瓦茲・帕雷（Ambroise Pare，西元 1510～1590 年）莫屬。從帕雷開始，關於外科的故事逐漸精彩起來。

維薩留斯：解剖學革命的先驅

帕雷：戰場上的外科革新者

　　早期的外科醫生在戰場上處理的傷口都是由冷兵器造成的，對於這類傷口的治療，他們累積了足夠多的經驗。但帕雷所在的時代，外科醫生遇上了其前輩們所不曾面對的挑戰，由中國人發明，並由阿拉伯人引進西方世界的火藥，成就了戰場上第一批火器。帕雷認為：「這種火器可以說是人類文明中最不幸、最惡意的發明，就連閃電造成的傷害，也難以和這些來自地獄的殺人工具相提並論，我們要詛咒那些致命武器的發明者，同時，對那些努力以其手藝在這些武器造成的傷勢上給予正確醫療的人，我們要予其崇高的褒揚。」

　　但是，這種新時代由火器造成的傷害，怎樣治療才算正確的呢？

　　其實在帕雷之前，他的外科同行們在治療這類外傷時所犯的最大錯誤，就是堅持所謂「正確的治療」。因為他們認為火器傷一定伴隨著火藥導致的汙染，因此必須用滾燙的油來消毒。這對已遭遇不幸的傷兵來說，真是雪上加霜。對於這種現在看來顯然錯誤的治療原則，帕雷在最初也毫不懷疑地接受了。

　　西元 1537 年法國與義大利開戰於義大利北部的杜林，作

帕雷：戰場上的外科革新者

為隨軍醫生，帕雷用於治療的沸油很快就被不斷湧來的傷兵消耗光了，於是他不得不用一種溫和的乳液代替沸油塗抹於傷口。可這樣離經叛道的治療方法行得通嗎？如果因為沒用沸油替傷口消毒而出現不良後果，那帕雷的飯碗就必然會被砸了。憂心忡忡的帕雷一夜不得安眠，生怕那些沒有接受傳統治療的傷兵，會因為火藥之毒發而身亡，於是一大早就去探視，結果他意外地發現，反而是用溫和方法處理的傷兵恢復得較好，而那些經過沸油處理的傷兵卻痛苦不堪。帕雷在不經意間透過一次對照試驗，獲得了既往從書本和老師那裡不曾學到的寶貴經驗。在另外一次戰事中，帕雷重新發現了血管結紮的價值，在截肢的傷口處理上，結紮血管遠優於燒灼止血。血管結紮並非帕雷的發明，而是被遺忘的古老傳統。帕雷在實踐中復興了這種做法。

在隨後的軍旅生涯中，帕雷見識到了戰爭的殘酷，目睹了戰爭造成的傷害越來越複雜，外科技術無論如何進步，總也趕不上破壞的技術。但在這種絕望的氛圍中，帕雷仍然努力改進著治療方法。這些治療方法澤被後世，在漫長的歲月中，又將拯救無數的生靈。那麼，伴隨著這些血腥罪惡的戰爭而來的醫療進步，又能在多大程度上抵消因此而造成的生靈塗炭，又有誰算得清楚呢？在一次又一次凶險的戰鬥中，帕雷僥倖活了下來，他甚至有一次被俘，居然也死裡逃生。一連串戰事終結之後，帕雷已然聲名遠播了。他的著作包括《遭受槍類、鏢類兵器

及炮擊火藥燒炙所致之傷口的實用療法》(*La Méthode de traicter les playes faictes par hacquebutes et aultres bastons à feu*)、《屍體解剖施行摘要》(*La Méthode Curative des Playes et Fractures de la Tête Humaine*)、《御前首席外科醫生顧問帕雷著作全集》(*Oeuvres complètes d'Ambroise Paré*)。帕雷對外科學的影響之巨是難以估量的，他的一生，改寫了外科學在醫學中的地位，留給後繼者的知識遺產，足可作為現代外科學的重要奠基，的確無愧於「外科學之父」的稱號。

除學術遺產之外，帕雷的為人處世之道也頗為世人讚許。他曾先後是四位法國國王的御醫，但對平民也一樣盡心盡力地診治。據說有一位他曾服侍過的國王對他說：「我希望你照顧國王比照顧那些窮人更好一些。」帕雷答道：「不，陛下，這不可能。」國王不解，問為什麼？帕雷說：「因為我一直像對待國王那樣去照料窮人。」帕雷安然無恙地度過了一次又一次戰亂和凶險，於80歲那年仙逝於自己家中。

回望醫學史，帕雷以其高大的身軀矗立在現代外科學的入口。法國一度在幾百年的時間裡占據外科學的領導地位，這主要應歸功於帕雷。法國下一次站在醫學領域的最高階，已是19世紀現代醫學誕生的前夜，一代巨人巴斯德（Louis Pasteur）的細菌學說橫空出世。帕雷最為世人所知的名言是：「敷裹在人，治癒在神」。作為今天的醫生，我們無須苛責古人的宗教情懷，在那個時代，宗教與世俗生活密不可分，上帝的恩典見證於所有

的事件之中。即使在今天，外科學已經如此進步完善，我們已經能在很多時候預估治癒的結局，但也做不到絕對控制疾病的轉歸。我們這一代外科醫生傾其所能，也只會無限接近絕對治癒這種理想。也許徹底征服疾病這種今天看來遙不可及的烏托邦，這醫學的至高境界會成為後來人熟視無睹的日常。

這位偉大的醫生在其著作中曾說過：

「如果能力更高的同道在翻閱拙著時發現了本書的不足或作者的錯誤，我誠摯地希望對方能理解我只是凡人而不是聖人，若為大眾之利益，澄清這些問題，並激勵後繼者做得更好，我希望他能相信，這絕非對我的冒犯，我反而會第一個對他表示感激，並讚揚其如此可貴的進取精神。」

誠哉斯言，柳葉刀的傳人正是不斷地在繼承前人經驗、糾正前人錯誤的基礎上砥礪前行，攻克了一個又一個的堡壘。自帕雷以後，作為醫學之花的外科學，才逐漸次第開放，我們的故事，也由此正式拉開帷幕。

亨特：從手藝到實驗的外科轉型

　　現代外科手術給很多人的感受通常是手起刀落之後，療效立竿見影。按理說，這種非常依賴實踐而非理論的技術領域，不應該是神祕主義的陣地，但在17世紀，卻也曾出現過一種如今看起來非常邪門的治療刀劍傷的神藥。該藥物的發明者是皇家學會創始會員肯尼爾姆・迪格比爵士（Sir Kenelm Digby，西元1603～1665年）。其主要成分包括蚯蚓、氧化鐵、豬腦、木乃伊粉等，看起來似乎比魯迅筆下的原配對的蟋蟀好像還容易湊些。但最神奇的還不是這種藥物的成分，而是它的使用方法。因為這種藥物發揮作用的方式並不是如我們想像的那般塗在病人的傷口上，而是抹在使人受傷的刀劍上。有些讀者可能聽說過中國民間曾經流行過的一種類似的方法，即把病人服用過後剩餘的草藥渣倒在路上希望路人踩到藥渣時將病帶走。踩藥渣這個步驟儘管多餘，倘若這種藥物本身恰好有可以治療疾病的成分，至少在邏輯上還有對病人有益的可能，可是迪格比的藥物根本就沒用在病人身上，這要是還能發揮作用，豈不是見鬼了嗎？很顯然，這是一種交感巫術，無非是給予人心理安慰，反正有一部分傷口遲早是會癒合的。但這種藥物和用法居然能夠被相當一部分人認可，也就足以說明，當時的外科治療

亨特：從手藝到實驗的外科轉型

方式有多麼的不令人滿意了。

外科學以極其緩慢的速度發展，相比於內科醫生的社會地位，外科醫生給人的感覺就像是野蠻人。如果我們試圖用最簡單的話來評價帕雷在漫長醫學史上的地位，那就是他的一生改變了外科學在治療方面的角色和外科醫生的社會地位。在此之前，對臨床醫學有如此重大貢獻的只有希波克拉底，而在其身後，可堪這種評價的也只有英國的外科醫生約翰·亨特（John Hunter，西元 1728～1793 年），他使外科由粗糙的手藝轉變為一門實驗科學。

英國皇家外科醫學院的亨特博物館中至今仍有大量可供遊客觀摩的醫學標本藏品，這些都是當年亨特費盡心力蒐羅而來的。在其眾多藏品中，有一具高達 7 英尺 6 英寸半（2.3 公尺左右）的骨骼格外引人注目，這具骨骼矗立在展廳中央，它生前的名字是查爾斯·布萊恩（Charles Bryan），綽號為愛爾蘭巨人。布萊恩在生前就害怕自己死後落入亨特之手，於是在死前就將不多的積蓄給了愛爾蘭朋友，懇求他們在其死後將遺體裝入棺槨運到北海沉入水底。這幾位朋友在布萊恩面前發誓不會辜負他的囑託，一定會親眼看著他的棺材下海。不過，亨特還是出了高價買通了他的朋友，最終獲取了巨人的遺體，剔去皮肉，製成了骨骼標本。友情的忠貞終究沒敵過金錢的誘惑，當然，這幾位朋友確實把布萊恩的棺材沉入海底了。但布萊恩之名，卻因此被永久地記載進醫學史，成就了一段弔詭的傳奇，儘管

這絕非布萊恩的本意。

醫生盜屍這類暗黑事件在18世紀屬司空見慣，因為當時外科學的訓練需要大量的屍體，那時人們的觀念雖然比達文西、維薩留斯時代好一些，但又有誰希望自己死後被放在解剖臺上千刀萬剮呢？上進的醫學生為了學習外科學，也都得透過這種見不得光的勾當獲取屍體。西元1788年4月13日，有人發現自己母親的墓被盜，屍體被醫學生偷去解剖，他帶領憤怒的人群襲擊了醫學院，柳葉刀的傳人們被棍棒磚石打得四散奔逃，不用說，他們狼奔豕突的姿勢一定不怎麼優雅。

從長遠來看，獲取屍體是為了拯救生命，對於具體的醫生而言則是手術訓練之必須。亨特認為「解剖乃手術之根基，熟知解剖則頭腦清晰，雙手敏捷，心靈亦對必要的殘忍習以為常」。亨特的學生阿斯特利・帕斯頓・庫柏（Astley Pston Cooper，西元1768～1841年）也曾直言不諱地說：「如果一個外科醫生不曾在死人身上操作，他就必定會糟蹋活人。」庫柏曾經做過手術的那些人，他會一直保持關注，如果聽說哪個人死了，他就花錢僱盜屍賊把屍體挖出來解剖，以此來驗證當年的手藝維持得如何。

亨特總是像個獵人一樣能透過各種極端的手段弄到他想要的屍體以滿足外科訓練及教學——hunter一詞也恰好是獵人的意思。就當時而言，貧民們千方百計想逃脫死後被盜屍的命運，外科醫生們則不擇手段地與盜屍賊狼狽為奸，這還真就像

亨特：從手藝到實驗的外科轉型

極了一場殘忍的狩獵。當盜屍成了一門收穫不菲的生意時，利慾薰心的盜屍賊就可能無惡不作了。比如報紙上曾報導過有人因此殺害了16個人，然後再把尚溫熱的屍體賣給愛丁堡的外科醫生羅伯特·諾克斯（Robert Knox）……這些醜聞影響之巨，終於導致了西元1832年《解剖法案》的發表。該法案規定了某些情形之下的屍體可以供外科醫生合法解剖。但其實直到今日，屍體缺乏的情況也沒有完全得到解決，直至在我讀書期間，解剖學實踐課也是一組16人面對一具屍體，要不是有很多同學偷懶逃課，有外科之志的幾個同學根本就輪不著動手的機會。稍早一些時候，1950、1960年代的醫學生，甚至也需要到亂葬崗上去揀骨頭學習解剖，為了避人耳目，多是在夜裡從事，夜幕森森，鬼火熒熒，這種情形，想想就令人毛骨悚然。

美國人菲利普·辛格·菲西克（Philip Syng Physick，西元1768～1837年）在求學期間曾拜亨特為師。其父問亨特應該為孩子準備什麼書，亨特說：「跟我來，先生，我讓你看看你兒子應該讀什麼書。」亨特把他們帶進解剖室，指著屍體說：「這就是你兒子應該讀的書。」西元1792年菲西克返回美國行醫，西元1800年開始講授外科學課程，影響了一大批美國外科醫生，在潰瘍、骨折、整型手術方面多有建立，終成一代宗師，被後世稱為「美國外科學之父」。

亨特的工作和研究都極有價值，尤其是在利用實驗動物來理解外科疾病的病理生理的基礎上，更是開創了實驗外科的

先河。最有名的一個例子是，透過對鹿角血管分布的觀察，他推測到一段血管閉塞後，周圍會出現側支循環。他抓來一頭公鹿，對其右側的頸部血管進行了結紮，結果，右側鹿角降溫，而且停止了生長，而左側鹿角生長速度則不受影響，也溫度正常，但有趣的是，僅僅兩週之後右側的鹿角便恢復了溫度而且重新開始生長。他處死了這頭鹿進行解剖之後發現，果然側支循環建立起來，血管走了旁路重新暢通了！根據這個原理他設計了動脈瘤的手術。對一個膕窩處搏動性動脈瘤實施了動脈結紮動脈瘤切除的手術。而在此前，這類病人難免要截肢。這類手術，亨特一共實施了4例，其中3例獲得成功，第4例病人死於出血。

像所有可以開創一個時代的大宗師一樣，亨特也總是將前輩的謬言視為無物，他能夠透過自身的智慧能力去探知疾病的本質，並對其進行描述，他不帶成見地去解決問題，因此他發現了許多隱藏於傳統醫生視野之外的東西。19世紀愛丁堡解剖學家羅伯特・諾克斯（Robert Knox）在評價亨特時說：「偉人不是由他們所生存的時代創造的，他們創造了屬於自己的時代。」亨特的貢獻使外科醫生們愕然發現，原來我們不只是熟練的工匠，也可以引入科學的方法。醫史研究先驅、傳記作家菲爾丁・哈德森・加里森（Fielding Hudson Garrison，西元1870～1935年）曾說，亨特使外科學由一門機械性的手藝昇華為一門實驗科學。更重要的是，亨特打通了傳統上內科與外科的界限，透過

亨特：從手藝到實驗的外科轉型

觀察和實驗所得的結論，使所有的醫生都能用到。以對炎症的研究為例，他了解到所有的炎症現象都是機體對某種形式的有害影響的反應，這是自古以來第一位將炎症理論提高到這一高度的研究者。

雖然亨特擁有高超的手技，但他卻認為外科醫生最重要的特質是判斷，絕不勉強開刀。他將那些做不必要手術的外科醫生的行為稱為野人的巧取豪奪或文明人的誘騙。他說：「我的所為不會超過同等情況對自己進行操作的限度，若無敬畏之心，外科醫生就不該走近病人。」這樣的觀念，在今天也仍有意義，因為時至今日由於各種原因導致的每年實際發生的非必要的手術仍然很多，在亨特的時代，避免非必要的手術意義更是尤其重大，因為手術對病人帶來的疼痛實在太難以忍受。

亨特的弟子阿斯特利·帕斯頓·庫柏曾列出外科同僚所需具備的特質：鷹之眼，獅之心，婦人之手（Eye of an eagle, heart of a lion, hand of a woman）。鷹之眼，要求外科醫生要有敏銳的觀察能力；婦人之手，要求醫生操作要輕柔——這一點帕雷也十分推崇，唯其如此才能盡可能地減少對組織的損傷。但是這個獅之心應該如何理解呢？堅毅？果敢？冷靜？這些似乎都對，但是更重要的很可能是當一個病人在無麻醉的狀態下接受手術時，其痛苦的哀號和掙扎的情形就跟被獅子捕殺準備咬死的獵物的拚死反抗是一樣的，絕對是慘絕人寰，可獅子會停止撕咬嗎？當然絕不會，外科醫生會因病人的哀號就雙手發抖或

停止操作嗎？當然也不會，亨特教導我們說，外科醫生要習慣必要的殘忍。

　　無麻醉狀態下的手術有多痛，沒有極特殊原因的話，一般人可能體會不到，回憶一下我們無意中受過的銳器切割傷吧，手術的疼痛，還要比這嚴重許多，因為意外總是瞬間發生，但手術卻需要一定的操作時間。英國女作家范妮・伯尼（Fanny Burney）描述過自己的乳房被切除時的情形：「恐怖的鋼刀刺入乳房，沿著血管肌肉神經切下，我大聲尖叫，整個手術過程一直尖叫，那種劇烈至極的痛苦，任何語言都無法描繪。」

　　今天的外科醫生，是沒法想像在這樣病人的哀號聲中如何進行精細的外科手術的，當時的外科醫生，除了體格方面必須孔武有力以外（首先得按得住病人，其次一旦病人反毆醫生，醫生可以迅速把病人打暈），下手的速度也必須極其迅速。古龍的武俠小說世界裡虛構過諸如傅紅雪、小李飛刀、蕭十一郎之類以快取勝的刀客，但縱使這些經過誇張的小說中的人物，其用以殺戮的刀法比起歷史上這些以快致勝的外科醫生的柳葉刀，也相形見絀。比如亨特的學生威廉・切塞爾登（William Cheselden）摘除膀胱結石一分鐘，英國外科醫生羅伯特・李斯頓（Robert Liston，西元 1794～1847 年）截掉一條腿只需 28 秒，閃電俠一般的速度。建設從來不如破壞容易，救贖的難度大於殺戮的技巧何止萬倍。刀光血影的背後，是一個又一個鮮活生命的涅槃。

如此快的速度,自然不可能發展出更複雜的外科術式,也解決不了更重大的問題,可是疼痛的問題,該如何解決呢?

麻醉：從神祕到科學的里程碑

　　在今天提出這樣一個問題，恐怕就連小學生也能脫口而出地回答，麻醉囉！

　　但麻醉並非自古就存在，解決手術疼痛的問題，一直只存在於傳說之中，甚至就連作為醫學術語的麻醉（anaesthesia）一詞都是近代才出現的。從醫學史上來說，麻醉的忽然出現有點不合邏輯，它不像外科的歷史那麼漫長，或者說，由於長久以來孜孜以求的解決手術疼痛的努力都以失敗而告終，以至於外科醫生們對解決這一問題早已不抱任何幻想了。可是這一問題，居然就在人們徹底絕望之時，彷彿在一夜之間就忽然被解決掉了，只是當外科醫生們被這突如其來的喜悅驚詫得沒回過神來時，幾位與麻醉起源有關的研究者就已經為了優先權的爭奪赤膊上陣了。縱觀整個外科史，就沒有任何技術進步伴隨有如此離奇的紛爭。

　　人類探索解除手術疼痛方法的過程錯綜複雜，如果一定要為現代麻醉學的誕生尋找一個起源的話，我想那一定應該是氣體化學的進步。

　　西元1772年，偉大的英國化學家約瑟夫‧普里斯特利（Jo-

麻醉:從神祕到科學的里程碑

seph Priestley,西元 1733~1804 年)對一氧化二氮的理化特性進行了詳細的描述。西元 1774 年他又將純氧由化合物狀態分解出來⋯⋯終其一生,他曾分離並論述過的氣體,數目之多超過了他同時代的任何人。站在偉人的肩膀之上,法國化學家安托萬-洛朗‧德‧拉瓦節(Antoine-Laurent de Lavoisier,西元 1743~1794 年)開闢了現代化學,創立氧化說以解釋燃燒等現象,並揭示了動物呼吸的本質是氧化過程。普里斯特利認為吸入氧氣可能會對一些肺部疾病有好處。這一觀念也得到了當時醫學界的認可,於是呼吸診療研究所在西元 1798 年應運而生。在這個研究所建立的過程中,第一次工業革命中的重要人物詹姆士‧瓦特(James Watt,西元 1736~1819 年)對儀器的置辦頗費心力,這可能與其愛子罹患肺結核有關。正是在這個研究所裡,出現了氣體吸入麻醉的萌芽。很少有人知道,外科史上一次最重要的里程碑式的事件的緣起,與工業革命的一代領袖在 18 世紀末的英國還有這樣一段淵源。

西元 1799 年,年輕的漢弗里‧戴維(Humphry Davy,西元 1778~1829 年)受聘於該機構成為實驗部門的第一任主任。戴維做實驗的方式就是一個接著一個地吸各種氣體。有一次他甚至差點被一氧化碳送上西天。這種非凡的勇氣與熱情實在令人嘆為觀止,如果他真的死於一氧化碳,外科學的歷史可能就會被改寫了。在不斷的冒險自體實驗當中,由於一些機緣巧合,戴維發現了一氧化二氮的止痛作用。而在此前,由於美國化學

家、醫生 S・萊瑟姆・米契爾（S. Latham Mitchill）觀察到一氧化二氮可致實驗動物死亡，因此得出結論——該氣體有毒，並不知為何將其視為導致流行病的傳染性的氣體，戴維卻不信這個邪，這氣體真能致命嗎？那我吸一下吧。

在當時，哪怕是所謂公認的無毒的氣體，也有可能因為技術原因導致純度不夠而混有其他有毒氣體，這足以產生致命的後果，而對於這種已經有傳說稱其有毒的氣體，戴維卻想去吸一下以驗證這一說法的真偽，實在是匪夷所思，他是不想活了嗎？戴維「找死」那天，恰巧智齒發炎疼痛難忍，都說牙痛不是病，痛起來真要命，難道是牙痛得讓戴維生無可戀了嗎？那就吸兩口這種傳說中有致命毒性的一氧化二氮吧！一番「找死」過後，戴維非但沒死，而且牙也不痛了，還產生了一種欣快感。咦？原來一氧化二氮能解除身體的疼痛，由於戴維曾做過外科助手，所以他意識到這種神奇的氣體應該可以用於外科手術。西元 1800 年他將這一觀點寫入其著作時，不過 20 歲出頭，也就是剛剛在呼吸診療研究所入職一年而已。

慧眼識珠的是呼吸診療研究所的老闆湯瑪斯・貝多斯（Thomas Beddoes，西元 1760～1808 年），否則如此年輕的戴維不會這麼快嶄露頭角。在研究一氧化二氮的過程中，有一天貝多斯來到實驗室，結果不慎碰翻了裝著大量一氧化二氮的瓶子，實驗室裡充滿了這種氣體。忽然一向孤僻、冷漠不苟言笑的貝多斯放聲狂笑起來，隨後戴維也跟著莫名其妙地大笑，兩人笑聲實在

麻醉：從神祕到科學的里程碑

太詭異了，以至於隔壁實驗室的助手們全都跑來圍觀他們。突然助手們明白了，他們倆一定是氣體中毒。助手們說：「戴維，您的氣體會把人笑死的，快出去透透氣吧！」

戴維能更為被後人記住，並非是其在麻醉方面的貢獻，而是他發明了在礦業中檢測易燃氣體的戴維燈，這一發明有效地減少了瓦斯的燃爆，救人無數、功德無量，深受礦工們歡迎。當有人勸其保留這一發明的專利時，他卻拒絕了，他說：「我相信唯其如此是符合人道主義的。」而當他在人生最後的時期，一位朋友問他一生中最偉大的發現是什麼，他卻絕口未提自己眾多發明、發現中的任何一個，而是說：「我最大的發現是一個人——法拉第（Michael Faraday）。」

也就是說，在其輝煌的一生當中，作為化學家、發明家，電化學的開拓者的戴維，並未把發現一氧化二氮可用於手術這個貢獻太當一回事，這對外科學界來說，當然是個遺憾。西元1800年，那位可以快速截腿的閃電俠羅伯特・李斯頓方才6歲，如果戴維沒有在西元1801年就離開呼吸醫學研究所，而是繼續從事醫學相關的研究，麻醉可能早幾十年就出現了。待到羅伯特・李斯頓執刀截肢時，就可以在病人無痛的情況下優雅從容地操作，不必追求那種閃電般的速度了。在地球儀上，英國是那樣小的島國，偏偏英國的外科醫生，在麻醉的問題上，燈下黑了，在長達幾十年的時間裡集體忽略了戴維的先見之明。甚至有一位叫亨利・希爾・希克曼（Henry Hill Hickman,

西元1801～1830年)的人多次冒險以身試藥,也沒能引起外科醫生的重視,最後,希克曼因絕望而自殺,不過他在死前肯定想不到他並不是唯一一個為了麻醉事業自殺的人。

一氧化二氮最初在公眾中的應用反而是因為它能引起人發笑。飽暖思淫慾,吃飽了的英國人近水樓臺先得月,最先學會在聚會時集體吸這種笑氣。詩人騷塞(Robert Southey)將這種可以給人帶來快樂的氣體稱為「來自天堂的空氣」。44年後,這一玩法又傳到了美國,曾對人類文明發揮重大推動作用,湧現大量醫學巨匠的日不落帝國英國,終於錯失了發明外科麻醉的歷史殊榮。風水輪流轉,長久以來困擾外科界的手術疼痛問題,要由美國人來解決了。

西元1844年加德納·昆西·柯爾頓(Gardner Quincy Colton)帶著他的笑氣來到美國康乃狄克州的哈特福德,他將為這裡的人們展示笑氣的神奇效果。在圍觀的人群中,有一位名不見經傳的年輕牙醫賀拉斯·威爾斯(Horace Wells,西元1815～1848年),圍觀改變世界,威爾斯的這一次圍觀,改寫了外科歷史。在這次表演中,威爾斯注意到那位吸了笑氣的人在迷亂中撞傷了自己的腿,可是卻毫無痛苦的表情,威爾斯立刻悟到可能是這種神奇的氣體鈍化了痛感。表演結束後,威爾斯立刻面見柯爾頓,邀請他用笑氣幫助試驗無痛拔牙,可是拔誰的牙好呢?當然是自己的。他們來到一家牙科診所,在威爾斯吸了一陣笑氣昏昏睡去之後,牙醫拔除了他的一顆壞牙,當威爾斯毫無痛

麻醉：從神祕到科學的里程碑

苦地醒來之後，敏感地意識到，他已經站到了一個新時代的入口，這種感覺令其狂喜不已。

他很快學會了笑氣的製備，並在 1 個月之內成功地完成了 15 次無痛拔牙。西元 1845 年 2 月野心勃勃的威爾斯懷著改寫醫學史的理想來到了美國一流醫學學術思想薈萃之地波士頓，透過以前的學生威廉·湯瑪斯·格林·莫頓（William Thomas Green Morton，西元 1819～1868 年）的介紹，他結識了麻省總醫院的資深外科醫生約翰·柯林斯·華倫（John Collins Warren），華倫答應配合莫頓為醫學生公開表演一次無痛拔牙。示範那天華倫對現場的學生們說，這位先生自稱可以用一種吸入氣體的方式消除手術疼痛……顯然，華倫對威爾斯的說法是有疑慮的。緊張的威爾斯沒有讓需拔牙的病人吸入足夠的笑氣，結果在拔牙時，病人儘管沒有掙扎，卻還是發出了痛苦的呻吟，學生們報以哄笑，並斥之為騙子。威爾斯出師不利，表演搞砸了。

圍觀者大都沒有相信威爾斯可以解決手術中的疼痛問題，但有一位有心人卻由此看到了天賜良機，這就是一手促成此次示範的莫頓。威爾斯的波士頓之行折戟沉沙，返鄉後的他一蹶不振自暴自棄，被揚名立萬的理想破滅後的痛苦深深地折磨著。西元 1846 年 10 月底，他意外地收到了一封莫頓寄來的信，信的大意是，我已經發明了一種可以解除外科手術痛苦的辦法，現在將向全國授權推廣使用，寫信給你的目的是想問問你，你是否也需要我的授權呢？

威爾斯彷彿捱了一記悶棍,在他從如晴天霹靂般的眩暈中醒轉之後,意識到原本應屬於自己的榮譽被掠奪了。莫頓,你這個卑鄙的小人,我要把屬於我的榮譽奪回來!

莫頓用的方法是乙醚,據說他從前的化學教師查爾斯·傑克森(Chaeles Jackson)建議他使用乙醚解決手術中的疼痛問題,可能會比笑氣更容易成功。莫頓也是個兼具勇氣與野心的人,他觀察到社會上的聚會很多人會聚眾吸乙醚取樂,那麼是不是乙醚也有跟笑氣類似的減輕疼痛的效果呢?莫頓用一塊浸潤了乙醚的布塞住了自己的嘴,很快就昏死過去,若不是這塊布自動從他臉上掉下來,莫頓可能就會因為吸入過量的乙醚而一命嗚呼了。隨後他又在乙醚的輔助下替一個來看牙的人拔牙,病人沒有感覺到疼痛。

於是,在威爾斯跌倒的那個地方,莫頓再次安排了一次示範,術者還是華倫,還是那個劇場般的手術室,還是那一群醫學生。我們有理由相信,這其中一定有上次就目睹過威爾斯失敗的人,他們再次前來,也許不是為了見證奇蹟,而是打算再次看一個不自量力的牙醫出醜,陰損刻薄的話早已準備好,說不定還有人準備往中間扔臭雞蛋呢!

但是準備看笑話的學生們最終失望了,示範那天,莫頓在幾分鐘之內就讓病人睡過去了,然後對華倫說:「一切就緒,您可以開刀了。」這一開場白,已經跟今天手術間裡術者與麻醉醫生的對話極其相似了,雖然直到此時,麻醉這個術語還沒有出現。

麻醉：從神祕到科學的里程碑

華倫在病人頸部切了一個 3 英寸（約 7.62 公分）的切口，在病人沒有任何痛苦表現的情況下，切除了一個撞球大小的腫瘤。這次歷史上第一次真正的無痛手術的術程持續了 25 分鐘，術閉，現場一片靜默，甚至連華倫本人也被這種神奇的效果驚呆了。這一天是西元 1846 年 10 月 16 日，68 歲的華倫即將退休，作為一名已練就鐵石心腸的成熟外科醫生，不知已經平靜面對過多少次病人手術中痛苦的哀號，當其以近古稀之年忽然經歷了一次無痛的手術，他反而忽然不能平靜了，這居然是真的嗎？「同學們，這不是騙局。」華倫故作鎮靜地宣告了這一次無痛手術示範的成功。

消息傳出，醫界譁然，在大洋彼岸，那位閃電俠李斯頓也嘗試了在乙醚輔助下的截肢手術，一下就被這種驚人的鎮痛效果驚呆了，也許他一直以來引以為傲的閃電截腿技術從此在江湖上再無顯著優勢。西元 1847 年夏天，近代史上最著名的一位傳教士伯駕（Peter Parker）穿越了大半個地球，來到中國廣東，在由他創辦的博濟醫院裡開始實施乙醚麻醉下的手術，年輕的外科學在古老的東方開始艱難地起步。

波士頓科學圈迅速接受了無痛手術技術，美國醫學家兼作家奧利弗‧溫德爾‧霍姆斯（Oliver Wendell Holmes，西元 1809～1894 年）在給莫頓的一封信中，首創了麻醉（aneasthesia）一詞，他說麻醉一詞終將被文明世界口口相傳。霍姆斯說對了，如今麻醉一詞已經被熟稔得如同自古以來就存在一樣，其實，其歷

史還不到 200 年呢。

西元 1846 年 10 月 19 日,也就是在莫頓那次成功的示範之後的第三天,他提筆寫了充滿挑釁意味那封信給威爾斯,由此揭開了麻醉發現優先權的戲劇化的爭奪。莫頓春風得意,享受著來自全世界的喝采。威爾斯也決心尋求歐洲學術界的支持,並到醫學會請願。孰料「螳螂捕蟬,黃雀在後」,化學教師傑克森也不失時機地跳出來,試圖證明莫頓不過是在他的啟發下完善了技術細節,而他才是麻醉術的真正發明者。三方混戰,無所不用其極,姿勢已然相當難看,正在難分難解之際,又有一位叫克勞福德‧威廉姆森‧朗 (Crawford Williamson Long,西元 1815～1878 年) 的醫生向醫學界提交證據,證明其早在西元 1842 年 3 月 30 日就成功地應用乙醚進行了無痛手術,隨後的數年中,每年都有這樣的乙醚麻醉手術在施行……

現代麻醉起源大戲之幕徐徐拉開,幾位麻醉先驅的命運卻將走向悲劇的終點,優先權爭奪戰的焦灼嚴重損害了他們的肉體和靈魂,西元 1848 年 1 月 21 日也就是威爾斯 33 歲生日的當天,他在精神崩潰的情況下襲擊了百老匯街上的女人,當即被捕入獄,在獄中,他吸入了部分氯仿 (也是一種麻醉劑) 用利刃割破了自己大腿上的動脈失血而死。

莫頓的命運也沒好到哪裡去,西元 1868 年當其讀到一篇支持傑克森為麻醉發明者的文章時,氣得五內俱焚,喪失了理智,在一次外出中,忽然毫無徵兆地跳下馬車,一頭跳進河水

裡，被妻子勸回馬車後，行進不久，又再度跳車⋯⋯幾個小時後，他死於腦出血。死前，他已一貧如洗。

莫頓死後 5 年的某一天，已變成酒鬼的傑克森拜謁了這位老對手的墓地，其墓誌銘如下：「莫頓，吸入麻醉術的發明者與發現者，拜君之所賜，外科手術之劇痛不再存在⋯⋯」這些刻在石碑上的話壓垮了傑克森最後殘存的理性，他瘋了，他在對手的墓前咆哮。在隨後的 7 年餘生中，他完全處於瘋癲狀態。他多活了幾年的歲月，也沒能笑到最後，在其肉體死亡之前，靈魂已然提前崩潰了。西元 1880 年 8 月 28 日，75 歲的傑克森的肉體也走向死亡。

唯一沒有以悲劇收場的是朗，他原本也不是爭名逐利之人，若不是朋友們無法忍受真正的首創者被歷史埋沒，催促其公開發表文章，也許他的功績就真的被歷史淹沒了。在這一場沒有贏家的醜陋的爭奪之中，他的低調與超脫，更顯得難能可貴。但是從技術傳播的角度來說，又不得不承認前三者的爭奪戰，客觀上加速了麻醉術在外科界的推廣。西元 1878 年 6 月 16 日，這位 62 歲的鄉村醫生在完成一次乙醚麻醉下的接生之後，一頭栽倒，再也沒有醒來。他臨終前的最後一句話是：「照顧好產婦和嬰兒。」死在工作中的朗，求仁得仁。

麻醉的技術發展史當然遠比上述故事更為複雜，而且這一進化至今也未停止，吸入麻醉、椎管麻醉、靜脈麻醉、局部麻醉、高級心臟血管救命術⋯⋯如今的麻醉專業，已成為獨立於

外科之外的專業，不再由外科醫生兼任。我們回顧麻醉起源的這一次紛爭，並不是要讀者朋友們一定要釐清歷史真相，誰是某一項技術的首創者或許並不重要，榮譽應該屬於那個最終讓全世界認可的人。作為外科歷史上最富戲劇性的篇章，它足以帶給我們太多思考，勇氣、責任、靈光乍現的思路、人性陰暗的欲望、面對名利誘惑的迷失與淡定，置身於其中也許有助於我們更進一步思考外科這個專業，理解外科醫生這個族群。然而麻醉出現之後，並未立刻為外科發展帶來強大的推動作用，因為影響外科快速發展的還不只是術中的疼痛問題，而是千餘年來一直威脅外科手術的幽靈，一個更為致命難解的魔咒。

麻醉：從神祕到科學的里程碑

無菌：外科手術的安全革命

　　支撐現代外科學的四大必備條件：精準的解剖學知識、止血的方法、完善的麻醉、預防手術感染的手術室環境，至此已解決大半，橫亙在外科學面前的，只剩下難以思索的致命感染尚未攻克。而這一問題，則有賴於基礎醫學理論的突破，這關乎醫學史上迄今為止最重大的一次發現──細菌學說。

　　與漫長的歷史相比，人類的壽命畢竟太短，又兼忘性極佳，因此今天的人們（包括醫生）早就忘記了100多年前手術後的感染是一件多麼恐怖的事情。西元1867年一篇文章統計了一組令人沮喪的資料：如果截肢手術是在超過300張床位的大醫院進行的話，其死亡率將超過41％。當時整個歐洲的手術後死亡率都高得駭人，巴黎60％，蘇黎世46％，柏林34％⋯⋯本來是救人性命的外科手術，而感染的威脅，使這一方法的效果大打折扣，即使麻醉的進步解除了術中疼痛的威脅，但死於外科感染仍是醫患雙方揮之不去的噩夢。如果沒有麻醉，那麼只是手術中的疼痛需要忍受，但沒有抗感染的措施，手術的結果卻極可能是死亡，從這個意義來說，克服手術感染的問題，比麻醉之於外科的意義更大。由於感染的威脅，從天而降的麻醉並未即刻將外科的發展推上快車道。

無菌：外科手術的安全革命

將外科學從感染的夢魘中解救出來的是著名的英國外科醫生約瑟夫・李斯特（Joseph Lister，西元 1827～1912 年）。但作為外科醫生的李斯特是如何發現外科感染的祕密的呢？這卻要從法國釀酒業的一次危機說起。

西元 1856 年一位工廠老闆拜訪路易・巴斯德（Louis Pasteur，西元 1822～1895 年），告知他在生產上遇到了大麻煩，就連酒桶都散發出令人作嘔的味道，整個釀酒業瀕臨崩潰。得知這一情況後，巴斯德立刻決定動手尋找解決問題的途徑，他經常在釀酒廠一待就是一天。科學進步的背後總是充滿著漫長的不為人知的艱辛。西元 1860 年巴斯德發表了《論酒精的發酵》（*Études sur le Vin*），闡述了發酵是由微生物引起的繁殖活動，糖是繁殖的基礎。巴斯德發現，造成釀酒桶汙染的是一種叫乳酸的東西，而這是由一種完全不同的微生物產生的，因此，他提出的解決方案是將甜菜根加熱以消滅汙染，然後再進行發酵。西元 1866 年巴斯德公開出版了論述葡萄酒生產過程中的問題及其解決對策的專著，首次介紹了巴斯德滅菌法。而此時的巴斯德還是一名化學家。一名化學家在生物學領域做出了這麼大的貢獻，而後又極大地推動了醫學的發展。不過這樣的人總是會引起極大的爭議，比如當巴斯德用事實來試圖說服那些頑固的醫生時，換來的卻是那些老頑固輕蔑的諷刺。

不過和巴斯德引發的關於生命發生的大論戰比起來，醫學界的這些詰難實在是小巫見大巫了。西元 1860 年 1 月，巴斯德

在一間閣樓裡寫道:「我盡心竭力地思索發酵的問題,希望不久以後能解決『生命是自然發生的嗎?』這個古老的問題。」今天受過基礎教育的現代人可能已經對古人關於生命發生現象的想像比較陌生了,這是一種認為生命是從無生命物質或死的有機物中突然發生的理論。古希臘的亞里斯多德認為:「透過把溼的東西弄乾或者把乾的東西弄溼的方法,就可以產生生命。」據此而衍生出來的說法花樣百出,比如腐肉生蛆、泥土生跳蚤等。在這方面,中國古人也掉進了同一個坑裡,比如儒家經典《禮記‧月令》亦載有「季夏之月,腐草為螢」之說。這也再次說明,在科學不甚昌明的年代,古人對自然現象的想像或推測在思考方式上是非常接近的,無非是透過事物表面的連繫做最直覺的推測。民間更邪門的傳說是,把髒衣服放在盛有麥粒和起司的容器中,三個星期以後,就會蹦出許多活的大老鼠來——很顯然,這些老鼠是後來爬進去的嘛!

其實早在巴斯德之前,就有科學家設計實驗駁斥過這種古老的說法。17世紀時弗朗切斯科‧雷迪(Francesco Redi)把肉分別放到幾個廣口瓶裡,然後用紗布把其中的幾個瓶口捂住,不讓蒼蠅進入,結果那些沒遮蓋的廣口瓶裡長滿了蛆,這說明蛆是蒼蠅產在肉裡的卵變成的,蛆以後也會變成蒼蠅,蛆和蒼蠅都不是自己從肉裡長出來的。這個實驗曾一度讓持自然發生論觀點的人陷入沉默,不過,這個故事到此並沒有完結。17世紀末顯微鏡的發明反而使這個古老的謬說再次沉渣泛起,因為

無菌：外科手術的安全革命

他們在潔淨的雨滴中也看到了無數活的小生命，這真讓他們如獲至寶，如果它們不是自然發生的，又該如何解釋呢？現在我們知道，這當然是懸浮於空氣中的微生物跟著雨水一起落下來了。但與巴斯德同時代的菲力克斯·普歇（Félix Pouchet）（魯昂自然歷史博物館館長）宣稱他已透過實驗證明與空氣隔絕的液體也能夠自然生成微生物，西元 1860 年 1 月，他還公開懸賞徵集是否有人能對此做出新的解釋。結果，巴斯德接招了，經過幾個回合的拉鋸戰，巴斯德一劍將對手挑落馬下，贏得了獎金。對於維護自然發生論且不乏辯才的科學家，巴斯德一劍封喉地指出：「不應該相信借用科學語言的人就有科學智慧。」

原來巴斯德發現了普歇的不嚴謹之處，普歇所說的微生物並非自然發生的結果，而是來自於落入水中的塵埃顆粒。巴斯德設計了一個更嚴謹的實驗，採用了一種後來被叫做「鵝頸瓶」的器具，保證敞口的同時，灰塵又不可能汙染到被消毒後的瓶底（只能落於瓶頸）。為了徹底讓對手無翻身可能，他曾同時使用 60 個鵝頸瓶，其中 20 個在山腳，20 個在高山，20 個在冰川，結果這不同的高度和環境雖有空氣進入瓶子，卻不會有生命出現。經此一役，自然發生論被巴斯德徹底送進墳墓。

在此基礎上，巴斯德又開始思考微生物與各種動物疾病以及人類疾病的關係，並最終創立了對現代醫學影響重大的細菌學說。巴斯德是為數不多的可稱巨人的科學家，一生獲得極大成就。西元 1892 年 12 月 27 日巴斯德 70 華誕，世界各地 2,500

名流參加了慶典，法蘭西共和國總統馬里・弗朗索瓦・薩迪・卡諾（Marie François Sadi Carnot，西元 1837～1894 年）攙扶巴斯德步入巴黎大學禮堂。欣逢盛事的李斯特見到巴斯德後激動不已，熱情地擁抱了他，並在會場上做了巴斯德理論對醫學發展的指導作用和對人類造福的長篇演講，現場掌聲雷動經久不息。

從外科的歷史上來說，我們可以說是李斯特成就了無菌術。但李斯特何以對巴斯德如此推崇？因為沒有巴斯德的細菌學說，就不會啟發李斯特思考外科感染，並最終找到解決辦法，所以，我們也可以說是巴斯德成就了李斯特。其實巴斯德何止成就了李斯特，更是成就了現代醫學最堅固的基石。

李斯特和那些認為外科感染是手術過程中不可避免的外科醫生不同，他從自己的觀察中發現，並非所有的傷口在癒合過程中都會化膿，問題是，是什麼導致了傷口化膿呢？當時流行的說法是氧氣進入傷口導致氧化反應。如果認可了這種說法，那麼化膿真是無從預防。氧氣無處不在，總不能在真空中做手術吧？接受這個理論的好處在於，外科醫生就不必為傷口感染化膿負責了。但李斯特透過簡單的臨床觀察，就幾乎可以推翻這一說法。他觀察到，對於肋骨骨折導致的氣胸，大量的氣體會進出傷口，如果說氧氣是傷口化膿的原因，那麼這樣的傷口豈不是肯定會感染？但結果卻恰恰相反，這樣的情況下出現感染的反而不多，為什麼？李斯特推斷，感染一定另有元凶⋯⋯

無菌：外科手術的安全革命

　　李斯特苦苦思索，尋找著任何可能有價值的線索，查閱了大量文獻，當他讀到了巴斯德的研究時，眼前忽然一亮，既然無菌的蛋白質不會發生腐敗，只有在微生物的汙染下才會變質，那麼傷口的感染，是不是也是微生物汙染的結果？李斯特將巴斯德的實驗通通重複了一遍，更加堅信自己的結論了——如果我們可以讓傷口避免接觸細菌，那麼我們就能預防外科感染！

　　李斯特在後來發表的文章中寫道：「巴斯德的調查研究顯示，空氣具有的致腐爛特性不取決於氧氣或任何氣體成分，而取決於懸浮在空氣中的微生物，它們有能量維持活力。這讓我想起，避免傷口腐爛可以不排除空氣，而是透過在傷口上敷一些能破壞懸浮物生命的藥物。」

　　李斯特當時所住的社區中，有人經常用苯酚來消除下水道的惡臭。李斯特認為這可能是苯酚殺滅了濁物中的細菌，使其不能再去分解有機物質，從而不再發臭。那麼苯酚是不是可以用來做外科消毒劑？李斯特蒙對了……在對骨折病人的觀察中，他發現皮膚完好的骨折無論組織挫傷有多麼嚴重都不會化膿，但如果是開放性的骨折，碎裂的骨頭穿破肌肉皮膚卻總是會感染，有很多傷者需要截肢，而且截肢後的傷口還是要化膿，如前所述，很多傷者即使做了截肢也仍然保不住命。李斯特決定，先從骨折下手，以驗證自己的推測。西元 1865 年 8 月 12 日，一名 11 歲的傷者出現開放性的脛骨骨折，李斯特使用經過苯酚

浸泡過的亞麻布繃帶將傷口包紮起來，然後再固定下肢保持制動，之後每隔一段時間就換一次藥，直到傷口完全癒合為止。6週後，治療竟獲成功，傷者不但避免死於外科感染，也保住了肢體。西元1867年李斯特在《柳葉刀》(The Lancet)發表題為〈開放性骨折、膿腫等新療法和化膿的觀察〉的論文，此時他已完成了11例病人的治療，其中9例獲得成功。這使得李斯特相信，防腐消毒可以預防傷口感染。

他在論文中闡述道：「進行這一實驗的最終目的是確立下述偉大的原理──所有重傷後的局部炎症性傷害和普通發熱症狀，都是腐肉或者血液分解的刺激和有毒物質引起的。因為透過防腐措施都能避免這些傷害，所以原本應該立即被截掉的四肢也能得以保全。」

誠如其所言，李斯特所依據的確實是偉大的原理，但無菌手術法並沒有迅速為醫界所接受。在當時，微生物學說尚未得到足夠的重視，而且有些人認為，在化膿的傷口中發現的細菌並不是導致感染的原因，而是傷口化膿的結果，也有人認為李斯特發表的病例數太少，並不能說明問題。幾乎每一種新的學說在剛出現時都要經歷同樣的命運，原因自然可以說出很多，比如傳統的力量、新方法的繁冗，但其實歸根結柢還是人的因素──惰性，改變意味著短期內額外的付出，既然舊理論可以很好地解釋外科感染的問題，又可以使外科醫生免除應負的責任──氧氣畢竟無處不在，這種感染的預防自然非人力能及。

無菌：外科手術的安全革命

在隨後的數年中，隨著細菌學說在各個醫療領域引起爭論，巴斯德與李斯特之名也廣為人知。西元 1874 年李斯特在寫給巴斯德的信中感謝他的學說對自己思考外科感染的啟迪之功，巴斯德也欣喜於自己的研究竟然可以用於解決外科的感染問題。

巴斯德的細菌學說所引起的爭議是醫學領域為數不多最為激烈的論戰之一，他的對手們均非泛泛之輩，在科學界很有分量，我們因此可知那些巴斯德的論敵也必然不可能是李斯特防腐外科的支持者。巴斯德以一次次精妙設計的實驗和一次次唇槍舌劍逐個擊敗了同時代的論敵，而李斯特關於外科感染的學說卻是在血肉橫飛的戰場上得到了充分的驗證。

在殘酷的普法戰爭中，許多軍醫都試用了李斯特的外科消毒法，並獲得了良好的效果，德國外科醫生理查‧馮‧沃爾克曼（Richard von Volkmann，西元 1830～1889 年）是李斯特早期的支持者，他在戰後報導了應用李斯特外科消毒法所獲得的顯著成果，隨後大部分德國外科醫生均開始接受這一新的學說了，紛紛來英國學習外科消毒法。巴斯德眼見經由自己啟發而出現的外科消毒法使敵國首先受惠，強烈的愛國主義情感令其痛苦不已，巴斯德為此大聲疾呼，卻遭到醫學界的嘲笑。法國醫生無法接受一個來自化學界人士的指責，有人譏諷道：「先生，請問您是在哪裡獲得的醫學博士學位？」面對這樣的挑釁，巴斯德只是努力工作，用實驗去回應一個又一個反對者，他決心用自己的科學知識治癒德國人帶給法國的創傷。

微生物學說漸漸站穩了腳跟，法國人也開始到英國學習李斯特的新方法。諷刺的是，在歐洲，反而是英國遲遲不肯接受李斯特的方法，他們不願意相信那些肉眼看不見的微生物才是外科真正的大敵。為了防止感染，他們還得在刺鼻的消毒液的氣味中進行手術，因此他們頑固地堅持著舊的觀念，拒絕接受李斯特的方法。對於李斯特而言，只要這些老頑固一天不接受他的觀念，他就會因為未能說服自己昔日最敬重的前輩而深感遺憾⋯⋯雖然李斯特在自己的國家並未受到外科界應有的支持和榮耀，但他卻並不孤單，相比於外科醫生，那些受過較完備科學思考訓練的病理學家及做過科學研究的生理學家則很容易就接受了細菌致病理論，自然也很容易支持李斯特的消毒法。李斯特也相信，在自己的有生之年，該理論一定會被接受。有一次，在剛剛被一位固執的外科醫生指責之後，李斯特以無比堅定的口吻向自己的學生們指出：「如果我們專業人員無法理解外科消毒法的重要性，大眾會逼他們了解，甚至法律也會要求他們非如此不可！」幸好，老人終究會死去，新一代的外科醫生們逐漸開始接受消毒的觀念。

最具科學思維的德國人率先接受了細菌致病理論和外科消毒法，在麻醉的輔助下，德國外科醫生們發展出了嚴謹優雅、一絲不苟的德國風格，而英國老一代外科醫生仍沉浸在傳統的對速度的追求之中。倘若輕易接受了李斯特的理論，那麼他們閃電俠般的手術速度就一文不值了，因為根本無須再擔心氧氣

無菌：外科手術的安全革命

進入傷口導致的化膿的問題了。此時的手術室，仍然是那種劇場式的大手術室，老醫生們多是將外科手術視為一種表演，多數並不具備真正的科學精神。以李斯特為代表的新生代對他們帶來了龐大的衝擊，他們不希望自己退出這個表演的舞臺，於是愈加對新的理論做激烈的抵抗。但是，科學與歷史都是無情的，他們的表演行將走向盡頭。

青山遮不住，畢竟東流去。倫敦醫界逐漸體會到了李斯特理論的優勢，漸漸地，在歐洲大陸，李斯特的消毒法開始成為外科手術的常規步驟，細菌致病理論也成為廣被接受的學說。除巴斯德在法國仍不斷地提供證據證明細菌是許多傳染病的病因之外，西元1876年年輕的羅伯特·科赫（Robert Koch，西元1843～1910年）更是透過實驗直接證明了巴斯德的理論。他從患有某病的動物血液中培養出致病菌，並將致病菌注射入健康動物體內，然後在該動物身上再現了這種傳染病。西元1878年科赫發表〈對傷口感染成因的調查〉一文，至此，細菌學說已建立起牢不可破的理論基礎。雖然巴斯德與科赫在醫學史通常被並列提及為微生物學的創始人，但他們二人及其後代弟子一直爭鬥得很激烈。事實上德國人很敬重巴斯德，但巴斯德卻從未改變他對德國人的敵視，他在去世前還拒絕了普魯士帝國頒發給他的功績勳章。「科學無國界，但科學家卻有自己的祖國」是巴斯德的名言，他與科赫在科學領域裡的各種明爭暗鬥是醫學史上為數不多勢均力敵的暗戰傳奇。

當然，這一對絕代雙驕的傳奇已跟外科無菌術關係不大，畢竟外科手術是實踐性極強的治療方式，有了堅實的理論，並不等於所有的技術細節都將水到渠成一般完善成熟。李斯特選對了方向，但他的消毒法遠非完美。正確的道路已由李斯特開闢，但還不是一條坦途，其後繼者很快發現了對手術器械和外科敷料的高熱消毒遠較李斯特提倡的化學消毒法更為高效。煮沸高溫消毒外科器械的方法一經提出，數年間就替代了化學消毒法，李斯特再次站對了方向，欣然承認物理滅菌法較化學消毒法更勝一籌。西元1880年開始消毒手術器械和手術室用具，西元1882年使用手術巾及手術衣，西元1888年酒精消毒手及手臂的方法創立，西元1890年外科醫生開始戴無菌手套，西元1897年口罩出現在手術室，至此，外科無菌術日臻完善。

無菌：外科手術的安全革命

手術刀下的女人：
婦產科的歷史發展

　　天下總是不太平，在新冠疫情突襲的 2020 年，反種族主義的抗爭浪潮又起。據媒體報導，包括美國在內的許多國家的歷史人物雕像都遭到破壞。我忽然想到，美國紐約市紐約醫學院對面的中央公園內，也曾有一座特別遭人恨的雕像。這座雕像不像媒體已經報導過的歷史人物那麼出名，但是對於我們醫療界，卻有必要了解一下這一歷史人物的歷史貢獻，也順便了解一下他為什麼會遭人恨。

　　他的身分實在是太過矛盾——既是無可爭議的「現代婦產科學之父」，解救萬千產婦免於面對「不治之症」的噩夢；又是殘忍而狹隘的種族主義者，讓大量黑人女性在無麻醉狀態下接受痛苦的手術。

　　眾所周知，女性去婦產科就醫，時常會感到尷尬，有時甚至會覺得隱私被嚴重冒犯，尤其是當女病人面對男婦產科醫生，她最隱祕的器官將被一覽無遺，其內心深處的抗拒是可想而知的。

　　但在 19 世紀，當時並沒有女性婦產科醫生，據說一個有教

手術刀下的女人：婦產科的歷史發展

養的維多利亞婦女寧可談論死亡也不和男醫生討論婦科疾病，由於可以理解的羞澀與尷尬，面對隱祕的痛苦，很多女性的選擇只有忍。讓這個問題變得雪上加霜的是，當時的醫學界拒絕女性的進入。

然而疾病無情，它並不會因為這個世界上缺少女性醫生就不去侵害可憐的女性。對於女性來說，生育是一次充滿危險的經歷，但在沒有避孕方法的年代，生育是已婚女性逃不掉的社會責任。當時的社會上流行著一種說法：「生殖對婦女來說，就像繁衍後代對鮭魚的意義，一旦任務完成，她們的使命也完畢了，即使死亡也是情理之中的事情。」這樣的觀點肯定會讓現代人（尤其是女性）覺得非常憤怒，但卻真實地反映了那個時代主流社會對女人生命的習慣性蔑視。可想而知，在這樣的社會環境裡，又怎麼會有人想到照顧女性的隱私和尊嚴？如果這位女性恰好還是生活在尚未廢除奴隸制的美國的黑人，她的處境又將有多慘，你還能想像出來嗎？

曾經有一部熱門電影《幸福綠皮書》(*Green Book*)，讓我們看到了 1960 年代美國黑人的糟糕處境。但只要對歷史稍有了解的朋友都會知道，再往前 100 年，在美國奴隸制還沒有廢除的時代，黑人的處境只會更慘。我們這一代人小時候都看過一部僅有 8 集的美國電視劇《根》(*Roots*)，反映的就是黑人昆塔·金德家族幾代人的血淚抗爭史。不過，這些文藝作品似乎都忽略了黑人女性如果得了婦科病會是什麼結果，也許對這些文藝作

者來說,和失去人身自由和人格尊嚴的處境相比,婦科疾病不算什麼屈辱的事情,但我接下來要講的故事,可能會讓你感到震驚。

在 19 世紀,女性由於產傷導致的膀胱陰道瘻還很多見,這種雖不致命的併發症是那個時代不少女性的噩夢。這一婦產科併發症通常由於產程受阻造成。當嬰兒被擠入產道時,會擠壓陰道和膀胱之間的軟組織,膀胱因長時間受壓而缺血壞死,形成瘻口直接與陰道相通。對於罹患該病的女性,尿液將源源不斷地從陰道溢出,導致下身永遠處於尿液的浸泡當中。

這實際上等於讓女性失去了進行任何社會活動的可能,如果是黑人女奴,顯然會因此喪失工作能力,既不能在農場做事,也不能為主人收拾房間,有些人不堪這樣的折磨,甚至會選擇自殺。這個問題為什麼會長久以來一直被醫療界忽視,原因在今天看來可能會讓我們覺得驚訝。

當時的醫生有一個約定俗成的規矩,就是不能直視女性最隱祕的部位,他們只能用手去摸。今天的醫學生大概無法想像這樣的情景:視觸叩聽是體格檢查的基本功,他們居然連看都不看?所以不要以為婦產科檢查只有女病人覺得尷尬,歷史上的醫生也一度是非常抗拒的。至於在古代,有些國家的醫生替女病人看病,還要擋上簾子,只伸出手腕來,就更不可能讓醫生對這個疾病有所了解了,這種情形的病人將會如何度過餘生,也就可想而知。不難理解的是,在當時,歐洲或美國的醫生不

手術刀下的女人：婦產科的歷史發展

可能對膀胱陰道瘺這種疾病有治療辦法，他們可能連尿從哪個位置漏過去的都搞不清楚。打破這一局面的人便是本文開頭提到的雕像主人：詹姆斯・馬里恩・西姆斯（James Marion Sims，西元 1813～1883 年），他也因此被稱作「現代婦產科學之父」。

事實上，西姆斯之所以進入婦產科治療領域，其實有著極大的偶然性。他在自傳中寫道：「我從不為女性治病，如果有人求治這方面的疾病，我會對她們說，我對這些情況一無所知，希望你另請高明。」在他 25 歲那年，有人請他去為一位女士看病。病人從馬上墜落，下腹劇痛。按照當時的理論，這可能是子宮發生了錯位，需要讓病人以肘部和雙膝支撐身體趴著，醫生以手指撐開病人的陰道，讓空氣進入，以使子宮復位。西姆斯忽然意識到，這個體位可以給醫生一個觀察陰道前壁的良好視野。

今天的醫生大概是很難想像，此前居然沒有任何醫生以這個角度仔細觀察過病人。但我們今天所習以為常的很多診療常規，其實都不是從天而降的，我們習慣了正確，習慣了想當然，卻忘了歷史短暫的人類文明原本只是從動物世界分化出來的。

因為這個靈光乍現的設想，西姆斯就很自然地想到之前幾位農場主人讓他替幾個黑人看病時發現的膀胱陰道瘺，如果用這個體位進行手術，不是很容易就能把瘺口給縫合上嗎？

但這個手術並非像他想像的那麼容易。

第一位接受手術的女奴叫露西（Lucy），在助手的幫助下，

手術持續進行了一個多小時。我想露西一定感覺到了極大的屈辱，因為在場的醫生當時有 12 位。比屈辱更難以承受的，是劇痛。在一個多小時的手術過程中，西姆斯並未使用任何麻醉措施。

露西幾乎是要痛得昏死過去，這場手術對於露西來說可謂九死一生，術後她用了近兩個月的時間才得以恢復體力。但遺憾的是，雖然付出了這樣大的代價，那個花費了 1 個小時才修補好的瘻口又裂開了……手術失敗。就這樣，西姆斯用了 4 年（西元 1845～1849 年）的時間，在十多位黑人女性身上，重複了多次失敗。

由於他失敗的次數實在太多，以至於到後期他甚至找不到願意當他助手的醫生。不得已，他只能訓練其他病人幫忙。也就是說，有些黑人女性，既是病人也是西姆斯的新手術試驗對象，更是西姆斯的助手，真是詭異的組合。其中有一位叫安娜珂（Anarcha）的黑人，甚至經歷了整整 30 次手術。未麻醉狀態下，30 次手術，大家想像一下該有多痛？

西姆斯也為此付出了極大的代價，由於長期的殫精竭慮、嘔心瀝血，他的身體狀況變得極差，為了方便手術顯露與操作，他發明了一種新的手術臥位，被稱為西姆斯臥位，還一口氣發明了 70 多種婦產科器械，差不多是在搏命了。

最後，他終於摸索出了成功的修補方法，安娜珂的第 30 次手術終於成功了，很多和她一起被送來治療的黑人女奴也被治

手術刀下的女人：婦產科的歷史發展

癒了。隨後，很多受此病折磨的白人女性也因此受益，這其中甚至還包括法國的尤金妮皇后（Eugénie de Montijo）。

時至今日，隨著婦產科手術技術的進步，這種產科的併發症已經很少見了。可在 100 多年前，就連皇室的女性都難以倖免，很多看過華服古裝影視劇居然想穿越的女孩，怕不怕膀胱陰道瘻？

你一定很好奇這個問題：西姆斯做出了這麼重大的貢獻，為什麼會招人恨呢？

那些接受試驗的黑人女奴被迫在劇痛中經歷手術，而他在為白人女性進行同類手術時，卻使用麻醉為她們避免痛苦。早在西元 1848 年 10 月 16 日，美國進行了第一次公開的乙醚麻醉下頸部腫瘤手術。西元 1847 年夏天，遠在中國的廣東博濟醫院也實施了乙醚麻醉下的手術。要說西姆斯直到西元 1849 年的時候還不掌握麻醉技術是說不通的，哪有那麼巧的事情，他剛剛在黑人女奴身上用無麻醉手術的外科試驗學會了膀胱陰道瘻的手術，替白人婦女做手術的時候，就恰好學會了使用乙醚？

當然麻醉技術在女性分娩鎮痛方面的應用確實曾遭到過阻力，神學家及各種道德學家也包括很多醫生都真誠地認為這種疼痛是上帝給予的，是女性生命中神聖的一部分。最離譜的是，早期曾有人因試圖減輕婦女在分娩時的疼痛而被宗教勢力指責為褻瀆神靈、罪孽深重，最終竟被處死。

當時的婦產科醫生自然不可能跳出時代的局限，必然要受

到宗教因素的影響,他們警告產婦們說,分娩的疼痛是由宮縮引起的,沒有疼痛就沒有宮縮,沒有宮縮就沒有正常的分娩,分娩時的疼痛可以使女性更溫柔、更具有母性。

幸運的是,並非所有19世紀的醫生都跳不出傳統的窠臼,詹姆斯‧楊‧辛普森(James Young Simpson,西元1811～1879年)是愛丁堡婦產科學教授,也是麻醉學先驅之一,他為同行們的死腦筋感到悲哀,有什麼理由認為麻醉可以應用於外科手術鎮痛卻不可以應用於分娩鎮痛呢?

對於神學界,辛普森的回擊更是叫絕,他援引《聖經》中的記載說,上帝從不會反對麻醉技術的應用,正是上帝在為亞當取肋骨造女人時先讓他沉睡從而建立了麻醉的原理。西元1847年,辛普森成功地將氯仿應用於分娩鎮痛,這是人類歷史上破天荒的第一例。西元1853年維多利亞女王(Queen Victoria)生利奧波德王子(Prince Leopold)和西元1857年生碧翠絲公主(Beatrice Mary Victoria Feodore)時,約翰‧斯諾(John Snow,西元1813～1858年)讓她使用了氯仿以減輕疼痛,宗教勢力膽量再大也不至於敢在女王頭上動土吧。

也就是說,西姆斯之所以沒有替黑人使用麻醉,並非因為當時不具備麻醉條件,純粹是出於他狹隘的種族主義思想。在這個問題上,實在無法為西姆斯辯護。他在為黑人做手術時沒有使用麻醉,理由居然是他覺得「黑人這個物種對疼痛根本不敏感,不必要麻醉」。但與之矛盾的是,在他的自傳中,他又特別

手術刀下的女人：婦產科的歷史發展

詳細地記錄了那些黑人在接受手術時的痛苦和掙扎，不知道那些情景有沒有讓他做過噩夢。

後人對西姆斯的批評主要集中在三點：以黑人為試驗對象，沒有獲得真正的知情同意（他只獲得了奴隸主人的同意），試驗過程中沒有使用麻醉。當時的白人婦女也有許多人有同樣的病，沒必要僅以黑人為試驗對象。

因此，在紐約醫學院對面的中央公園，自從西姆斯的雕像被安放之日起，除了偶爾供紐約醫學院的學生們憑弔往昔之外，多數時候就成了美國黑人女性豎起中指表達抗議的絕佳場所。不過，我們今天倒不必考慮他的雕像在這一波反種族主義的抗爭浪潮中，會遭到何種命運結局。因為早在 2018 年 4 月，美國紐約市長經一致投票通過後，順應民意地在顯眼的中央公園拆除了這座雕像，將其轉移到了布魯克林綠蔭公墓。

但即使最激烈的批評者，對世人稱其為「現代婦產科之父」也沒有異議。只不過我們應該明白，世界是複雜的。推動歷史進步造福後代的大人物，不見得都是道德完美的聖人或君子，有些甚至有可能是有嚴重道義缺陷的人。

歷史上，女性想當醫生有多難

2020 年新冠疫情期間，中國各醫院共派出 200 多支醫療團隊，數萬人支援武漢，其中 90％以上是女性醫務人員。在今天，我們在醫院裡能見到女性醫務人員好像是理所應當的事，但醫療行業在近千百年來的歷史當中，其實一直都排斥女性的進入，那麼第一批闖進醫界的女性，她們經歷過什麼？

我們不難想像，遠古時期在人類學會照顧生病的同伴之後，女性在其中一定是發揮了主要的作用，但在醫療行業逐漸職業化之後，這個能賺錢的行業就徹底將女人排斥於外了。

在近現代正規醫學教育建立以前，只有零星的女性從醫的紀錄，更久遠一些的，甚至只能存在於傳說裡，在正史中查無實據，也許她們也曾留下過不成體系的醫學著作，而今也不知都散佚在何處，早已杳無線索了。

我們僅選一例代表性的人物，以管中窺豹，讓我們對古代女性醫學從業者的艱難處境有一個大致的想像。

相傳阿格諾迪絲（Agnodice，約西元前 4 世紀）是古希臘一位女醫師，為了獲得雅典的執業資格，她剪去秀髮女扮男裝，在幫助女性分娩時，曾有女人因以為她是男人而拒絕，這時她

歷史上，女性想當醫生有多難

就會掀起自己的衣服證明自己也是女人，病人就乖乖配合治療了。想像一下，在男性治療者一統天下的時候，有這樣一位事實上性別為女的治療者，女病人怎能不歡迎？於是阿格諾迪絲的名字就在雅典地區的女病人當中祕密流傳，很多女人在生病以後，點名要找阿格諾迪絲來治療，病人對她的推崇，引起了當時男醫生們的嫉妒，於是聯合了病人的丈夫們將其送上法庭，指控她誘姦雅典婦女，要判處她死刑，在這生死攸關的關鍵時刻，她當庭掀起裙子，露出了陰部以自證清白。

阿格諾迪絲可能只是個神話傳說中的人物，但類似的事情，在近代也真的發生過，西元 1865 年，對英國軍隊外科醫生詹姆斯・巴里（James Barry）的屍檢顯示，他其實是個女人，畢業於愛丁堡大學。

西元 1000 年到 1100 年，義大利西南部的薩萊諾，有一所著名的醫學院，它前所未有地開創了錄取女性並發放證書的先河，這在普遍禁止女性接受高等教育的時代，是多麼令人稱奇的創舉！但未免遺憾卻毫不意外的是，薩萊諾這所醫學院包容女性的醫學教育傳統並未流傳下來，很快，禁止女性學醫的習俗就席捲了整個歐洲。

在這之後的幾百年間，雖然偶有因為家庭關係成為漏網之魚的女性僥倖走上從醫之路，但對整個女性的生存狀況乃至醫學的進步都影響有限。

19 世紀是西方傳統醫學逐漸蛻變為現代醫學的重要時期，

微生物學說開始成為最重要的致病學說,細胞在顯微鏡下初現端倪,整個世界風起雲湧,各種思潮也激盪碰撞,但女性的權益對比幾百年前並沒有什麼顯著的進步,而且由於醫學科學的進步,很多學者還要假科學的語言從女性生理層面進行假說構陷貶損似的解讀。

比如當時哈佛大學的愛德華・H・克拉克教授(Edward H. Clarke,西元 1820～1877 年)就支持這樣一些假說,他認為女性是虛弱和易生病的,因為女性的月經週期天然就是病態的,女性的中樞系統受子宮和卵巢控制,青春期的腦力活動,將影響女性生殖系統的發育。人體是一個戰場,在這個戰場上所有的器官都共享有限的能量資源,大腦和女性生殖系統的爭鬥非常危險,從大學畢業的女性,如果承受了所有嚴苛的考驗,就注定要遭受不育、殘廢、貧血、癡病和其他困擾……他居然還舉例說,有一位平胸的 D 小姐在 14 歲進入瓦薩學院學習,畢業後就患上了痛經、癡症、神經過敏、頭痛和便祕。還有另一個不幸的女孩在畢業後不久就去世了,屍檢發現她有一個耗盡的大腦。當然這個例子事後被證明純屬子虛烏有。

對於這些奇怪的觀點,今天的人們可能不免要嗤之以鼻,可在當時,這確實是頗為流行的說法,克拉克對整個女性的偏見是如此之嚴重,他後來成為禁止女性進入哈佛大學這場爭鬥的領導者就毫不奇怪了。

即使是在如此不利於女性成長的世界裡,也總有人不那麼

歷史上，女性想當醫生有多難

安分，她們不想循規蹈矩地按社會約定俗成設計的人生成長，即使從來都如此，即使別人都如此。

一般認為伊麗莎白·布萊克威爾（Elizabeth Blackwell，西元1821～1910年）是近代以來第一個獲得正規醫學學位和行醫執照的女性，她出生於英格蘭的布里斯托爾，西元1830年移居至美國。雖然她的家庭因生意的緣故需要大量的奴隸，但年輕的布萊克威爾卻致力於社會改革，提倡廢除奴隸制，為窮人、為女性等弱勢族群提供教育。她最初從事教育工作，按照她自傳中的說法，她之所以後來選擇醫學，是因為她的一個朋友患了婦科癌症。這位朋友認為自己會生這種病是由男性醫生治療而導致的（這個因果關係肯定不成立，但毫無疑問的是，這位朋友對男醫生替自己治療隱祕的疾病相當牴觸），如果是由女醫生來治療，結果可能會不一樣。這位朋友在彌留之際，建議布萊克威爾成為一名醫生。

於是布萊克威爾開始自學一些醫學課程，她認為，女性從醫也是一場必要的道德改革運動，憑什麼不允許女性學醫呢？

但現實卻向她潑了一瓢冷水。

西元1847年，布萊克威爾開始申請醫學院的入學資格，她寫信給哈佛、耶魯以及其他不太知名的大學，但均遭到了拒絕，理由就是醫學院不招女生。有一位大學的管理人員甚至告訴她，如果她想成為一名醫生，她就必須去巴黎，還得女扮男裝，這簡直不像是一個19世紀的玩笑。

在先後被多達29個醫學院拒絕之後，不屈不撓的布萊克威爾又向紐約州的日內瓦醫學院遞交了申請，據說，院方一開始也猶豫不決，但不知出於何種原因，他們並沒有直接拒絕這一申請，而是將此事交由學生投票決定，這些年輕的學子們第一次聽說居然有女人想學醫，這不就是個笑話嗎？學校是不是在跟我們搞惡作劇？那好吧，我贊成！

最後，學生們竟然全體一致投了贊成票。

最初，布萊克威爾遭遇了許多困難，有些教授拒絕為其授課，男同學們也歧視她，鎮上女人視她為離經叛道的怪物。

西元1849年1月，布萊克威爾順利畢業，獲得博士學位。為了獲得外科和婦產科的工作經驗，她又回到歐洲，但在巴黎一家婦產科醫院學習時，她的一隻眼睛不幸感染，而後這隻眼睛喪失了視力，從此她放棄了專攻外科的想法。

不過以當時的歷史環境，就算布萊克威爾的眼睛沒有出現問題，她能成為外科醫生的機會也非常渺茫，因為外科界對女性的排斥更嚴重，即使如李斯特那樣的傑出人物，也對女性學醫懷有深深的偏見，他曾說：「讓年輕女性在男病房裡學習是不合時宜的，如果愛丁堡的皇家醫院同意女性學醫的話，醫院管理者們也要為此承擔嚴重的後果。」

不知道他在說這一番話的時候，有沒有想過男醫生在女病房裡工作合不合時宜。倘若外科界能早一點接納女性的進入，也許我們先前講過的膀胱陰道瘻手術的故事就是另一番樣子了，

歷史上，女性想當醫生有多難

也許女病人承受病痛折磨的歷史會稍微縮短一些也未可知呢。

布萊克威爾在英國時遇到了南丁格爾（Florence Nightingale）（關於南丁格爾的故事大家想必已經耳熟能詳了，此文不再對其事蹟進行贅述），在與其交流中，她意識到了衛生和醫院管理的重要性，西元 1859 年，布萊克威爾成為英國醫生登記冊上的第一位女性，她還在英國建立了倫敦醫學學校，這是英國第一所女性醫學學校。

有些人來到人世一遭只是渾渾噩噩匆匆而過，但布萊克威爾是黑暗世界裡照亮女性的一道光，受其直接影響，妹妹艾蜜莉·布萊克威爾（Emily Blackwell，西元 1826～1910 年）也走上了醫學道路，於西元 1854 年畢業於克里夫蘭醫學院，姐妹兩個和另一位女性共同建立了專為窮人提供醫療服務的紐約婦幼保健院。

除了自己的妹妹外，另一位受其影響而從醫的女性是伊麗莎白·加勒特·安德森（Elizabeth Garrett Anderson，西元 1836～1917 年）。

西元 1859 年，女性醫學史的絕代雙嬌在倫敦相遇，當時伊麗莎白·布萊克威爾正在進行一場激勵女性學醫的演講，安德森原與艾蜜莉·布萊克威爾是舊相識，這次看到了伊麗莎白，更是一見如故，伊麗莎白鼓勵她相信自己的選擇。

安德森從一名護士做起，逐漸修完了全部的醫學課程，但當她想成為一名正式的醫學生時，還是屢屢碰壁，她的申請先

後被牛津大學、劍橋大學和倫敦大學拒絕了，這些大學的章程裡明確規定了教育要提供給所有階級及教派的人，無論有什麼差別……可他們拒絕安德森的理由居然是「女性不屬於任何階級和教派」，好一個蠻不講理的「白馬非馬」。

安德森沒有氣餒，為了達到成為註冊醫生的目的，她選擇了先獲得藥劑師學會的開業證書。藥劑師學會雖然沒有公開提倡歡迎女性加入，但它的章程裡是允許「所有人」參加測試，藥劑師學會的開業證書雖然沒有醫學學位那麼有威望，但該證書的持有者也可被視為正式的醫生。就這樣透過迂迴輾轉，安德森於西元1866年成功地註冊進英國醫生登記冊。這似乎是一個沒能防止女性進入醫生體系的漏洞，經過安德森的事件之後，藥劑師協會隨後修改了章程，只允許有醫學學位的人參加資格考試，但當時的英國女性不可能進入醫學院校學習，因此，在這之後的12年裡，英國再也沒有女性註冊成為醫生。

安德森在倫敦為婦女開設了聖瑪麗診療所（在其死後，這家醫院更名為安德森醫院），她還和其他同道聯合創立了倫敦女子醫學院，並於西元1873年成為英國醫學會第一位女會員。

她積極為女性奔走爭取選舉權和接受高等教育的機會，1908年成為奧德堡市市長，這是英國歷史上首位女市長。

安德森的丈夫也是一位醫生，他們共同生育了3個孩子，其中一個女兒也成為一名醫生，第一次世界大戰期間其是女子醫院軍團的組織者和一家軍隊醫院的外科主任。

歷史上，女性想當醫生有多難

西元1876年英國議會終於通過了允許女性進入醫療行業的法案，其他國家隨即跟進。1900年，日本醫生兼女權活動家吉岡彌生創立了東京女子醫科大學；1902年美籍女醫生富馬利（Mary Hannah Fulton）在廣州開設了夏葛女醫學堂（The Hackett Medical College）……至此，女性從醫之路終於被打開了。

遺憾的是，沒過多久這扇門就又關上了。在20世紀的前半時期，招收女生的學校數量很少，以至於女孩子們很難相信女性曾經構成醫學生的一部分。

西元1869年時，布萊克威爾曾對女性醫學的未來非常樂觀，她認為女性在醫學領域已經獲得自由和平等的機會，女性加入醫學教育的戰鬥最終一定會獲得勝利。然而直到100年後，國會有充足證據證明：美國醫學院對女性充滿歧視。一些學校的行政官員認為女性擁有5%的名額就夠了。1905年到1955年，醫學院裡有4%～5%的醫學生是女性，1969年，9%的醫學生是女性……1970年，美國婦女公平運動聯盟領導社會階級運動反對所有的醫學院校，聲稱要挑戰入學歧視限額系統。

我上大學那年是1998年，當時我們年級的男女生比例是7：9，女同學已占了半數以上，但當時同學們可能都沒有想過女性可以從醫的權利是經過了100多年的抗爭才爭取來的。而今，我們都清楚，雖然現在相比100多年前，女性從醫之路要相對平坦得多，但歧視仍然無處不在。比如2018年，東京醫科大學

爆出了「透過對男性考生加分變相達到女性考生減分的目的，從而將女性考生的入學合格率控制在 30% 上下」的醜聞。這一醜聞激起民憤，公眾紛紛就女性在社會貢獻方面的價值展開討論。東京醫科大學的做法不但沒能支持女性追求自己的事業，反而強化了一個固有觀念，即對女性的投資是一種浪費，她們只要把相夫教子的職責做好就好了。

眾所周知，日本社會長久以來一直存在性別歧視現象。但透過操縱分數這麼卑劣的手段來邊緣化女性的做法竟發生在東京醫科大學這樣一所名校，還是非常令人震驚。據日媒報導，在日本，類似這樣的黑箱作業還不僅僅是東京醫科大學一家。《讀賣新聞》8 月 12 日發表的一項調查稱，對日本 81 所有醫學部的大學的男女錄取率進行比較後發現，至少有七成以上的醫學部存在這一問題。

還記得當年那位哈佛大學的克拉克教授認為女人天生有病的偏見嗎？著名女醫生兼作家瑪麗・普特南・雅各比（Mary Putnam Jacobi，西元 1842～1906 年）的反駁可謂一針見血：「對她們來說，真正有效的治療，是接受更多的教育。」

醫史學家西格里斯特（Henry E. Sigerist）在《疾病的文化史》（*Civilization and Disease*）寫道：「在人類歷史的長河中，文明是一個非常年輕的現象，向原始野性倒退的事情注定要發生。越是研究歷史我對人類的未來就越充滿信心，從競爭型社會邁向

歷史上，女性想當醫生有多難

合作型社會，這個社會將按照科學的原則施行民主統治，邁向一個人人都有平等責任和平等權利的社會，我們不斷奮鬥的同時，其實就是在為新的更好的文明奠定基礎。」

所以，我們不能讓歧視女性的歷史逆流在醫學界氾濫成災。

剖腹產：從禁忌到救命之術

　　與李斯特同時代的倫敦外科醫生約翰‧艾瑞克‧艾瑞克森（John Eric Erichsen，西元 1818～1896 年）是脊髓震盪研究方面公認的權威，在當時的外科界享有盛譽，曾於西元 1879 年到 1881 年間任英國皇家醫學及外科學會會長。西元 1874 年，他斷言：「總有不能為柳葉刀所征服的疆域，至少在外科醫生的刀下，人體必有一些神聖的區域無法企及，毫無疑問的是，我們已幾乎觸及了最後的邊界，一位明智的、人道的外科醫生絕不應該去打開腹腔、胸腔和顱腔做手術。」外科醫生謹守治療邊界，這對於當時的歷史環境來說，當然是明智的，但隨後外科的長足進步證明艾瑞克森的預判錯誤了，腹腔、顱腔、胸腔乃至心臟，先後被柳葉刀切入。就在同一年，李斯特寫信給巴斯德感謝他的微生物學說對自己思考外科感染的啟迪，無菌術的出現將改變外科的發展，搬去阻擋外科發展的最後一個龐大障礙——感染，掃清障礙後的外科學破土、萌出，所謂權威、所謂信條，都將被掀翻，都將被征服，但這一切的一切會瓜熟蒂落、水到渠成還是仍有萬般險阻、山重水複？

　　外科史不是一部人為構思的小說，因此其相關事件的出現不可能那麼絲絲入扣完全符合科學發展的規律和邏輯，以開

剖腹產：從禁忌到救命之術

腹手術的實現為例，若按照艾瑞克森的提法，我們很容易會以為，這類手術最早也應該出現在西元 1874 年前後，但實際上一些相關的零星的打開腹部的手術記載，卻要早得多。為什麼在各方面條件均未成熟的時候，也會有開腹手術的零星出現呢？外科醫生不怕手術失敗致人死亡惹上大麻煩嗎？

這種情況下手術的實施，原因應該只有一個，就是如不做手術，病人必死無疑，做手術或有一線生機。那麼如果你是病人，遇到了這種情況，你是選擇坐以待斃還是忍受著極大的疼痛冒險與死神做最後一搏？當那些求生欲望極其強烈又極能忍痛的人，又恰好遇到有足夠膽識技藝精湛的外科醫生，這樣的手術就有可能發生。

我們在前面提到，醫神阿斯克勒庇俄斯就是剖腹而生的。不過，即使是在神話中，他也是在其母親死後才被剖出來的。這樣的傳說並非孤例，成書於西元 999 年的波斯民族的史詩《列王紀》（*Shahnameh*），也有關於剖腹產的內容：「一把藍色柳葉刀，找一位乖巧的人，使婦人酒醉，以減輕疼痛，然後實施手術，挖出胎兒，縫合傷口……」《史記・楚世家》第十卷記錄有西元前 2400 年左右的事：「吳回生陸終，陸終生子六人，坼剖而產焉。」雖然都是傳說，但中國的傳說還是比較生猛一些，六子皆為剖腹所生，倘若這六子不是分別由六個母親生的就更神奇了──這當然絕無可能──能把孩子活著弄出來就不錯了。波斯的那個史詩，也只能視其為美好的理想。

我們可以想見，早期的剖腹取胎術即使零星地出現過也只能施術於孕婦屍體。西元前 715 年～前 672 年的歐洲古羅馬努瑪・龐皮留斯（Numa Pompilius）王朝曾頒布剖腹產律（Lex Caesarea 或 Caesarean Law）。要求把一切懷孕足月、即將分娩而又病危瀕死孕婦的子宮切開，取出她們的胎兒，即使懷孕的婦女及胎兒都已死亡，母親和胎兒亦應分開埋葬。倘有這樣的法律基礎，即使在外科技術不成熟的年代，出現這種切開孕婦屍體腹部救出孩兒的案例也就在情理之中了，不過孕產婦死後胎兒在子宮內僅能存活 5～20 分鐘，因此即使將胎兒取出，胎兒也是九死一生很難存活。

傳說在西元前 100 年，尤利烏斯・凱撒（Julius Caesar，西元前 100 年～前 44 年）大帝即是剖腹產而生。但此事不足信，因為他的母親一直活到他入侵英國呢，當時的醫療技術還不可能完成母子均存活的剖腹產，可能因為 Caesar 一詞與拉丁文 caedare 諧音，後者含「切開」之意，後來以訛傳訛，大概就造成了這個誤會。

相比於無奈之下的剖屍救嬰，替活著的產婦做剖腹產就比較匪夷所思了。較早的相對可靠的紀錄出現在 16 世紀以後，據說是擅長閹豬的屠夫幫自己的妻子做了這種手術，而且神奇的是，妻子居然也沒有死。如果我們知道 19 世紀前半葉有確切紀錄的剖腹產術死亡率高達 75%，就更會對一些證據不太充分的中世紀的傳說抱有警惕。剖腹產手術的大量實施以及該技術的

剖腹產：從禁忌到救命之術

相對成熟，還是 19 世紀後期的事。

大家應該很難想像，早期的剖腹產手術，待取出胎兒之後竟不知如何縫合子宮切口，而是任其自然收縮止血。所以幾乎所有的產婦，均在術後的一週內相繼因出血或感染而身亡。直到西元 1764 年一位美國的醫生為自己的妻子做剖腹產手術時，術後試用棉線把子宮及腹部的切口縫合起來，母子雙雙得救。

西元 1892 年 9 月在廣東博濟醫院行醫的約翰·邁爾斯·斯旺（John Myers Swan）醫生報導了在大清國的第一例剖腹產，此文發表在《中國博醫會報》的西元 1892 年第 6 卷第 3 期上：「第三胎經產婦，骨盆出口處生一實性軟骨瘤，阻塞骨盆出口。足月臨產後，在氯仿麻醉下，在臍恥連間行腹壁及子宮切口，順利取出活嬰兒，絲線縫合子宮切口，術後有發燒，盆腔膿腫，術後五週堅持出院，未能隨診，產婦可能死亡。」幾乎在同一時段內（西元 1892 年 8 月 27 日），從屬於《申報》的中國最早的時事新聞性畫報《點石齋畫報》也報導了一例剖腹產：「西醫治病頗著神術，近數年來，華人見其應手奏效，亦多信之。粵垣築橫沙某蛋婦，身懷六甲。至臨盆時，腹震動而胎不能下。閱一晝夜，穩婆無能為計，氣息奄奄，瀕於危矣。或告其夫曰：是宜求西醫治之。其夫遂駕舟載婦至博濟醫院，適女醫富氏因事他出。男醫關君見其危在旦夕，惻然動念，為之診視，謂兒已抵產門只因交骨不開，故礙而不下，若剖腹出之，幸則尤可望生，不幸而死，亦自安於命而已。其夫遂僥倖萬一計，聽其剖

視。醫士乃施以蒙藥，舉刀剖腹，穿其腸，出其兒，則女也，呱呱而啼，居然生也。隨縫其腸，理而納之腹中，復縫其腹，敷以藥，憮之安臥。數日尋癒，婦乃將兒哺乳以歸。如關君者，真神乎其技矣。」

剖腹產手術的出現，可視為腹部外科的先聲，從最初的避免不必要的新生命的折損到後來對婦女的拯救引領了外科的發展。巧合的是，除剖腹產外，人類歷史上第一次成功的擇期剖腹手術，也是拯救女人。西元 1809 年 12 月美國外科醫生以法蓮‧麥克道爾（Ephraim McDowell，西元 1771～1830 年）成功地完成了一次龐大的卵巢腫瘤（重達 6.8 公斤）切除術，這位勇敢的病人珍‧托德‧克勞福德（Jane Todd Crawford）在術後又繼續存活了 31 年。當時，麻醉技術還連影子都沒有呢。我們很難想像，一個人在無麻醉狀態下被切開腹部需要忍受怎樣可怕的疼痛，對於醫生來說，這樣一個前所未有的開創性的手術，又得冒多大的風險？據說，當時外面聚滿了正義暴怒的人群，如果手術失敗，就直接把麥克道爾吊死在大樹上。以當時美國農民的剽悍，弄死一個膽大冒失的外科醫生，實在是太有可能了。7 年後，這個案例得以發表，但醫學界卻普遍質疑這次手術的真實性，就連美國外科界舉足輕重的大人物也沒太注意麥克道爾的工作。但回溯這段歷史，為什麼我們可以肯定地說西元 999 年的波斯民族史詩中提到的剖腹產必然是假的，而麥克道爾的工作就相對可信呢？因為到了西元 1809 年，麥克道爾這一代外

剖腹產：從禁忌到救命之術

科醫生已經掌握了可靠的解剖學知識和一般的外科技術，諸如體表腫瘤的切除、截肢、簡單的傷口處理已不在話下。只是麻醉技術尚未誕生，感染的風險利劍高懸，但疼痛可以靠忍，感染也不是必然發生，再加上外科醫生的勇氣、技術和運氣，這樣的手術至少在邏輯上，是有一定成功機率的。在其整個外科生涯中類似的手術他一共完成了 13 例，其中 8 例治癒，對比當時剖腹產術高達 75% 死亡率，這一成績還不算太誇張。

和當時剖腹產這樣的高死亡率相比，正常陰道產是不是就安全了呢？其實也好不到哪裡去。因為產後感染的威脅始終揮之不去，在產褥熱流行嚴重的時期，甚至會發生醫院裡一年當中就沒有一個產婦活著出院。我們經常說產婦分娩就是一腳踏進鬼門關，這在今天婦產科技術已經相對成熟的情況下，產婦死亡已不是多發情況，但在 19 世紀，可就不是一腳在鬼門關，而是大半個身體都在陰間了，真可謂九死一生。當時人們還不知道這種疾病是細菌感染所致，對產婦的死亡也毫無辦法。醫生們對這樣的死亡已司空見慣，產婦們也只能祈禱不要噩運臨頭。但有一位年輕的醫生卻受不了絕望產婦們的哀號，他決心要找到產褥熱的真正病因，拯救這些母親。又一次，一個醫生為了拯救女人，為外科乃至整個醫學界的進步，帶來了可貴的一線曙光。

產褥熱：看不見的致命敵人

西元 1846 年，28 歲的伊格納茲‧菲利普‧塞麥爾維斯（Ignaz Philipp Semmelweis，西元 1818 ～ 1865 年）成為維也納總醫院第一婦產科門診的主任助理。這裡是當時世界上最大的婦產科門診，但產婦的死亡率卻高得驚人，達 13%～ 30%。同時代歐洲其他醫院的情形也好不到哪裡去，比如法國巴黎主公醫院（Hotel-Dieu）在數年中有近半數的女人在產後死亡，更糟糕的是德國耶拿大學（Friedrich Schiller University Jena）醫院，曾有過 4 年間竟無一個產婦活著走出醫院的慘狀。

產婦的死因是產褥熱，但當時人們還不知道這種疾病是細菌感染所致，對產婦的死亡也毫無辦法。醫生們對這樣的死亡已司空見慣，產婦們也只能祈禱不要噩運臨頭，但年輕的塞麥爾維斯卻受不了絕望產婦們的哀號，他決心要找到產褥熱的真正病因。他在調查研究中發現，同是這家醫院，第二婦產科門診的死亡率就低得多，只有 2%，這是為什麼？

成立於西元 1794 年的維也納總醫院直到西元 1822 年才允許學生們親自解剖屍體，也就是從那一年起，醫院裡產婦的死亡率突然開始上升。西元 1840 年，醫院又讓學醫的男生與學習助產的女生（學助產的女生們不參與解剖）分別在第一婦產科門

產褥熱：看不見的致命敵人

診和第二婦產科門診工作，從那時起，兩個門診的死亡率開始不同。另外，他還觀察到醫院裡肆虐的產褥熱並未波及醫院之外產婦，那些在家中分娩的甚至把孩子生在大街上的婦女反而很少有人死於產褥熱。

這些觀察讓塞麥爾維斯意識到，時下流行的關於產褥熱成因的解釋是靠不住的，什麼瘴氣，什麼彗星，怎麼可能有選擇性的偏偏讓某些產婦遭殃了呢？

西元 1847 年 3 月，正當塞麥爾維斯沉湎於產褥熱成因的思考，尚未得出明確結論時，他的一位好友在解剖屍體時不慎割傷了手指，結果感染而死。

好友的不幸離世，讓塞麥爾維斯非常難過，但這一打擊反而為正在黑暗中思考的塞麥爾維斯帶來了電光火石般的啟發，他忽然意識到，產褥熱的原因極可能與好友的死因是相同的，因為這兩者的病理變化極其相似，假如好友的死因是被屍體中的某種物質汙染了，那麼產褥熱的原因也可能是這個！

塞麥爾維斯覺得自己發現了什麼。他認為，殺死產婦的罪魁就是醫學院老師和學生的雙手——他們在解剖課上觸摸完屍體的膿瘡後，便又直接去檢查孕婦的產道，來自屍體的致病物質就透過醫生的手進入了產婦體內。

這在邏輯上就完美地解釋了為何兩個產科門診的死亡率差別那麼大，以及醫院之外的產婦死於產褥熱的不多。但科學的理論不能僅靠邏輯推理，大膽假設之後，更需要確切的實證，

可如何證明這一推測是正確的呢？

　　因為當時還沒有微生物的概念，塞麥爾維斯也不知道那些「致病物質」究竟是什麼，但他憑直覺設計了徹底的洗手步驟並進行了試驗——他要求醫生必須用肥皂、清水和指甲刷清潔雙手，之後再用氯水浸泡，直到雙手變得再也聞不到屍體的味道。醫生在接觸每一個病人之前都要按這個過程清洗一遍。採用這個方法之後，第一門診產婦的死亡率在一個月內就明顯降低到了1%。這就說明，在洗手措施推行之前，一個醫生做的屍體解剖越多，他導致產婦死亡的可能性就越大。這真是一個天大的諷刺，醫生解剖屍體的目的，原本是為了了解病因從而更容易理解疾病，更有效地治病救人，如此一來，豈不是那些從不做屍體解剖的庸醫害死的產婦最少了？

　　塞麥爾維斯也恰恰是那種非常用功的醫生，他曾在給一位同事的信中寫道：「只有上帝才知道我究竟殺死了多少年輕的女性，因為我所做的屍檢數量遠遠超過其他婦產科醫生。」為了減輕自己的罪孽，他便急於推廣自己的洗手理論，希望減少產婦的無辜死亡。他寫信給當時一些重要的醫生們，希望他們採納嚴格洗手的建議。按理說，預防產褥熱的洗手理論邏輯嚴謹證據充分，醫生們應該很容易就被說服啊。但實際情況卻正好相反，該理論在傳播的過程中受到了幾乎全部醫生的抵制，醫療界的大部分醫生非但對洗手理論拒絕承認，反而對塞麥爾維斯奮起圍攻——畢竟，如果接受了洗手理論，就等於承認了自己曾

產褥熱：看不見的致命敵人

親手害死過許多產婦，相比之下，還是把產褥熱的病因歸結為瘴氣和彗星更讓醫生們心裡覺得舒坦。

德國的婦產科學教授古斯塔夫・阿道夫・米夏利斯（Gustav Adolf Michaelis）算是為數不多的例外，當他了解到塞麥爾維斯的主張之後，忽然意識到此前死於產褥熱的女人其實相當於是被自己害死的，尤其是他的姪女也是死於產褥熱，這樣的負疚感令其不堪重負，最終以臥軌自殺的悲劇收場。

幾乎是孤軍奮戰的塞麥爾維斯只在非常有限的時間和區域內推廣過救人性命的洗手措施，他在人生幾度沉浮，飽嘗挫折與憤恨之後，於西元 1865 年 8 月 13 日在一家瘋人院裡與世長辭。匪夷所思的是，包括其屍檢報告在內的一些證據顯示，他在死前曾遭受過殘忍的毆打。直到死神降臨，他也沒有看到自己的理論被醫療界廣泛接受。他在自己的著作中寫道：「即使我無法活著看到征服產褥熱的那一天，我也堅信那一幸運時刻即將到來，為此我死而無憾。」

一個在證據與邏輯方面幾乎無懈可擊的理論，只因為當時醫生愚昧自大就不被接受，任憑萬千產婦繼續枉死，這怎能讓塞麥爾維斯死後瞑目？他曾經在一封寫給反對者的信中激烈地說道：「你的教學建立在那些因為你的漠視而死去的產婦的屍體之上，我明明白白地記下了你在產褥熱上犯下的致命錯誤，如果你仍然繼續這樣教育你的學生的話，我將在上帝面前指責你這個凶手。」

塞麥爾維斯的悲劇在於，他在一個錯誤的時代提出了正確的理論，他的力量尚不足以改寫歷史。改寫歷史的榮耀屬於另外兩個人。在他死後不久，近代醫學界兩顆最耀眼的明星巴斯德與科赫建立了微生物學，改寫了醫學史的發展。英國外科醫生李斯特基於這一理論，創立外科無菌術，使外科感染的發生率大大降低。

直到這時，醫學界眾人才如夢方醒，原來塞麥爾維斯的堅持是正確的。

西元1883年李斯特夫婦被邀請到布達佩斯訪問，此時距離塞麥爾維斯辭世已經過去18年，此行之前李斯特對塞麥爾維斯的工作一無所知，離開時，他寫了一封虛具姓名的信，表達了對這位布達佩斯同道先見之明的崇高敬意和嘆服。

而今，術前外科醫生或接產前的助產師仔細洗手已成為醫療常規，可又有誰會想到僅僅是洗手這樣一個看似無比尋常的動作背後，卻有如此不尋常的由來呢？1906年，匈牙利政府在布達佩斯的一個廣場上為這位悲劇的先知建立了一座雕像，雕像的基座上是一個懷抱嬰兒的婦女，她正仰視著這位天下母親的救星。

無菌接生法無疑始自塞麥爾維斯，因這一方法而躲過死神鐮刀的母親早已不可計數。

20世紀初，由於延續了幾千年的家中分娩的傳統習慣，中國的婦產科仍處於相當落後的狀態。據《中國博醫會報》所載，

產褥熱：看不見的致命敵人

1900 年前後，廣東、福建等地的接生人員都是一些無醫學知識的婦女，產婦往往因為衰竭或難產、產程長、子宮破裂而死亡。

即使往家中請醫生也是在難產幾天後，不過在此之前，多數已經過多次穩婆的赤手操作，所以即使這些產婦最後僥倖經醫生解決了難產，仍可能在產後死於感染。1949 年後，一直大力普及新式接生法，接生者剪指甲，洗淨手並消毒，產婦用具洗淨消毒並按規定操作，這些我們現在看來理所當然的措施，在 1950 年代的農村，其普及率尚不足 2%，直至 1980 年代以後，新法接生才穩定在 99% 以上……

也就是說，中國用了將近 30 年才將這一並不複雜的觀念普及開來。

值得一提的是，其實塞麥爾維斯並非是第一個發現產褥熱可能原因的人。除了極個別的情況而外，醫學的進步很少是由於某一個天才的靈光乍現而推動的，早在塞麥爾維斯出生之前的幾十年間，就已經有醫生提出產褥熱可能是由醫生傳染的了。

西元 1773 年，曼徹斯特外科醫生兼產科醫生查爾斯·懷特（Charles White，西元 1728～1813 年）出版了《孕婦與產婦的處理》（*A Treatise on the Management of Pregnant and Lying-in Women*），指出清潔和隔離可以阻止產褥熱的蔓延，強調產房通風、產婦隔離的重要性。西元 1795 年，亞伯丁的婦產科醫師亞歷山大·戈登（Alexander Gordon，西元 1752～1799 年）明確指出產褥熱是由婦產科醫生和助產士傳播的，按照奧利弗·溫德

爾‧霍姆斯（Oliver Wendell Holmes，西元1809～1894年）的說法，戈登的作品表達清楚，他的經歷飽含男子的獨特性和無私的正直感。戈登列舉了77個病例的資料，許多病例的傳染方式都很明顯，他最後說：「這是一個我不願意提及的問題，我本人是把傳染病帶給許多婦女的凶手。」類似的話，還有一位叫阿姆斯壯的醫生也說過：「我有大量的證據來證實這種病常常是透過這種方式傳染的，讓我感到心痛的是，我必須坦誠地說許多病例感染是因我導致的。」

西元1843年霍姆斯出版了《產褥熱的傳染性》(*The Contagiousness of Puerperal Fever*)一書，作為一名主要因作家身分而被美國人記住的醫生，這部著作是霍姆斯在醫學領域唯一的作品，他列舉了足夠充分的證據證明了產褥熱具有傳染性，它常常由醫生和護士從一位病人攜帶到另一位病人。他認為，醫生有責任採取所有預防措施，透過對護士或助手做適當的調查並及時對可能的危險來源發出警告，醫生的為所欲為和愚昧無知造成了諸多不幸，這些不幸應被視為犯罪，一位醫生對社會最重要的義務應該勝過他的專業職責。從霍姆斯的這一番言辭我們不難看出，他對主流醫學的批判之烈，並不在塞麥爾維斯之下，因此也必然會引起美國醫界的激烈反噬。費城兩位婦產科教授梅格斯（Meigs）和霍奇（Hodge）對霍姆斯表達了嘲笑和譏諷，隨聲附和者更是不計其數。面對來自同行的反擊，霍姆斯沒有戀戰，而是識時務地選擇了閉嘴，不再與傳統醫界為敵，

產褥熱：看不見的致命敵人

他明白這不是他一個人就能終結的戰鬥。

孔多塞（Marquis de Condorcet）在《人類精神進步史表綱要》（*Esquisse d'un tableau historique des progrès de l'esprit humain*）中寫道：「按照我們能力發展的普遍規律，我們進步的每一個時代都是要產生某些偏見的，但是它們卻遠遠延伸到了它們的誘惑力或它們的領域的外部，因為人們仍然保留著自己幼年時的種種偏見，自己國家的和自己時代的偏見，哪怕是在已經了解到了全部必要的足以推翻它們的真理很久以後。這就是理性所不得不與之進行戰鬥的敵人，並且它往往只是在長期艱苦的抗爭之後才能獲得勝利。」

而塞麥爾維斯，自提出產褥熱理論以後，卻一直在與醫界抗爭，面對眾人的圍剿他堅持真理寸步不讓，最後以悲劇收場，死後雖光芒重現，但對於他本人來說，未免太遲了。和巴斯德、科赫與李斯特這些醫學史上的巨人相比，塞麥爾維斯的才華與貢獻無疑遜色很多，甚至他的事蹟也只能算作醫學發展史上的一個支流。但是作為一個命運多舛的小人物，他對所謂主流醫學的抗爭又獨具人性光輝。

在 20 世紀，塞麥爾維斯被世人重新發現，一位作家為其創作的傳記《吶喊與聖約》（*The Cry and the Covenant*）在 1949 年創造了 100 萬冊銷量的佳績，時至今日也沒有任何醫學人物的傳記可達到這個銷量。

塞麥爾維斯無疑是一位悲劇英雄,在醫學界困於產褥熱的窘境中束手無策時,他成為第一位有智慧、有勇氣撕裂苦難的突圍者,他為當時絕望的產婦帶來了希望之花。詩人說,哪裡有陰雲聚攏,哪裡就有閃電突破,塞麥爾維斯就是那劈開陰霾的閃電,雖然一生匆匆而過,卻曾劃破長空璀璨奪目。哲學家認為,沒有誰能兩次踏入同一條河流,但在芸芸眾生的命運長河裡,塞麥爾維斯卻因重新被世人認識而獲得了兩次生存,雖然他在第一次生存的歐洲醫學界只有被同道毀滅的悲劇結局,但曾短暫征服過產褥熱的塞麥爾維斯,終將在第二次生命中贏得不朽。

產褥熱：看不見的致命敵人

助產教育的演進與挑戰

在北京萬安公墓裡,有一處墓碑的背面寫著這樣一句話:「她的功績與日月同在」,婦幼保健專科的創始人楊崇瑞博士(西元 1891～1983 年)安息於此,對於知曉楊崇瑞博士傳奇經歷的人來說,她是那種將畢生心血燃成灰燼照亮別人生命之路的人。由於楊崇瑞生前潔身遠名躬身做事,更兼婦幼保健事業遠不像臨床工作那樣容易揚名立萬,以至於她的功績在當下並不太為醫學界之外的大眾所知。

一

楊崇瑞,字雪豐,西元 1891 年 9 月 6 日出生於河北省通縣(現三河市)燕郊鎮興都莊。其父楊雲階 16 歲中秀才,18 歲中舉人,是遠近聞名的「少年才子」,靠教書及務農維持家業。其母出身富宦,因慕楊雲階才名,嫁入楊家成為楊雲階的第三位續絃,生下一兒一女,女兒便是楊崇瑞,兒子是楊崇瑞的三哥,這位三哥後來從醫,長於外科,另外兩位異母的哥哥,大哥教書,二哥務農。

助產教育的演進與挑戰

楊崇瑞自幼聰慧過人，4歲起在家認字，7歲上小學，5歲時反抗纏足（比清政府於1902年頒布禁止纏足令還早6年），8歲時要求解除6歲時家庭包辦的婚姻，這些在當時絕對算大逆不道的要求，萬幸的是，開明的父親完全支持她的決定。

1906年，楊崇瑞就讀於北京貝滿書院（後改稱為貝滿女中和女十二中，1970年代更名為北京市第一六六中學），1910年以優異的成績畢業，隨後入北京協和大學理化科（即醫學預科）學習，兩年後被協和女醫學院錄取，1917年獲醫學博士學位。

多年以後，當有人問及她為什麼會走上婦幼保健專科的道路，她回答說：「我是一個女人，我最關切的當然也是女人的安危疾苦。」但其實對她的人生及事業產生重大影響的重要領路人是蘭安生（John B. Grant，西元1890～1962年）。比較奇怪的是，在《中國現代醫學家傳》（第二卷）由王詩錦寫的楊崇瑞的傳記中，卻對蘭安生隻字未提，只是含糊地提到楊在結束了美國霍普金斯大學婦產科進修之後，回到協和就毅然轉到了公共衛生科。

漫漫人生路，怎麼可能忽然就發生重大轉折呢？

其實，時至今日，大部分學醫的年輕人對臨床醫學專業的偏愛也遠遠大於公共衛生，公共衛生投入不足的問題，早在2003年的「SARS」疫情出現時，就曾被有識之士熱烈討論過，這兩年的新冠疫情再次讓這個議題重回公共視野。所謂預防勝於治療，向來都只是說說，預防工作做得越優秀，反而越會使

公共衛生工作被輕視，鼠目寸光的人類屢屢受到懲罰卻始終不思悔改，悲觀地說，待到新冠疫情逐步得到控制，人類世界很可能再次進入下一個無可奈何的悲劇輪迴。

和大部分剛剛邁入醫學大門的年輕人一樣，楊崇瑞最初鍾情的專業也是臨床醫學，她希望自己可以成為一名眼科或外科醫生。1917年畢業後，楊崇瑞到山東德州博氏衛氏醫院（即博濟醫院）工作，任普通科和外科主治醫師。在將近3年半的工作時間裡，楊崇瑞以精湛的技術和對工作的極度負責，深得同事的信任和病人的愛戴。

1918年正值黃河大水，政府組織了一個中華民國督辦京畿水災事宜處賑濟災民，楊被借調到該處負責醫療，她經常划著小船替災民送醫送藥，由於整天跟災民忙在一起，這位大小姐竟然生了滿身的蝨子。但因為覺得幫到了最需要幫忙的人，她在精神上卻感到非常的愉快。1920年底，楊崇瑞與博濟醫院的合約到期，擬去天津南關下頭婦嬰醫院工作，但美籍院長為了挽留她，希望她再工作一年，然後保送她到美國深造。但當時楊崇瑞已與天津方面達成協議，遺憾地與這次美國求學的機會失之交臂。

在天津工作期間，楊崇瑞感到了科學日新月異的進步，認為有必要進一步學習。1921年北京協和醫學院建成，楊崇瑞參加了開幕典禮，深受震撼，於是在1921年末她便回到北京入協和醫院進修，由羅氏基金社用獎學金為她支付進修費用，原計

畫是在外科、婦產科和眼科各學習一年,結果她在婦產科僅做了6個月的研究,就因醫術高超而被聘為婦產科專任醫師,這在當時是不多見的。

協和婦產科主任英國醫生馬士敦(J. Maxwell)稱讚她是一位「充滿力量、遠超常人的婦女」(A woman of power, beyond the ordinary by far),而這一年更為人們所熟知的後來被稱為「萬嬰之母」的婦產科醫生林巧稚剛剛考入協和。在協和工作的三年多時間裡,楊、林二人有過一段師生之誼,楊崇瑞曾在林巧稚實習期間帶她做手術,在後來楊崇瑞創辦北平國立第一助產學校,也曾延聘林巧稚到該校任教,可算一段杏林女性教學相長的佳話。

也是在這段工作時期,楊崇瑞結識了她一生中最重要的良師益友蘭安生。

蘭安生出生於寧波,在中國度過童年之後,16歲回加拿大念高中,1913年考入密西根大學醫學院。1918年進入洛克斐勒基金會國際衛生部,1920年在約翰斯·霍普金斯大學醫學院獲得公共衛生碩士學位。1921年,受洛克斐勒基金會指派來北京協和醫學院出任公共衛生學教授,並首任系主任。

世有伯樂,然後有千里馬。在工作中蘭安生發現了楊崇瑞的才能,力勸她擴大服務範圍,從為個體病人服務轉變為社會大眾服務。根據楊崇瑞的自傳,當時的協和公共衛生科除了系主任蘭安生本人之外,就只有一個打字員,蘭逢人便談公共衛

生,但罕有人在意,直到1923年協和校園裡有天花流行,蘭先生的一套公共衛生宣傳才初次被人重視,認為確有發展推行的必要。蘭安生在自傳中稱自己為「公共衛生的布爾什維克」,對於在中國推廣公共衛生事業可能面對的困難早就有充分的估計,他有一句名言:「當你捱了一耳光,如果沒有準備好挨另一耳光時,不要進入公共衛生領域。」他認為「60%有效的本土運動,強過100%有效的西方運動」,蘭安生對中國現代公共衛生的發展做出過傑出的貢獻,其貢獻之一,就是發現了楊崇瑞並引導其走上了公共衛生婦幼保健之路。

1924年,一位三河縣的鄉民寫信給協和外科說:「你們外科治得好,不知要生產安全,使孩子不死,可吃什麼藥?」

外科方面認為這是屬於公共衛生科的工作,便把信轉給了蘭安生,蘭安生就聯合了協和婦產科的楊崇瑞等人組成了一個調查團,到三河縣和遵化縣做了一次四六風(即新生兒破傷風)的調查,這是楊接觸婦幼工作的開始。但此時的她,志趣也還在臨床,希望走學院派的道路,繼續做一名操刀的婦產科醫生。

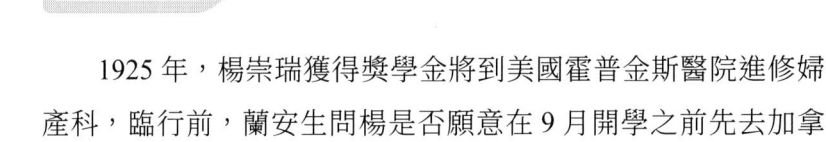

二

1925年,楊崇瑞獲得獎學金將到美國霍普金斯醫院進修婦產科,臨行前,蘭安生問楊是否願意在9月開學之前先去加拿大參觀公共衛生和婦產科。在計畫之外又多出一次長見識的機

會，楊崇瑞當然不會錯過，於是蘭安生就為楊崇瑞安排好了獎學金和加拿大的參觀學習事宜。

楊崇瑞光在加拿大參觀了兩個月，而後到霍普金斯醫院進修婦產科，進修結束後，又獲得獎學金，使她有機會在1926年8月到1927年2月間參觀美國東北部及英國、蘇格蘭、德國、法國、丹麥、奧地利等歐洲諸國的公共衛生及助產教育。

在美國進修期間，楊曾替一位因葡萄胎大出血的黑人婦女做手術，成功地挽救了她的性命，可是當時卻有許多美國同學譏笑她，楊後來向自己的學生們講到此事時曾說：「不能輕視勞動婦女，也不應該歧視黑人婦女，為她們解除痛苦，比躲在手術室裡學大手術意義更深遠。」霍普金斯醫院的婦產科權威威廉士教授曾稱她為自己最優秀的兩名學生之一。如果楊崇瑞繼續做婦產科醫生，可能一樣也會揚名立萬，甚至生活會更安逸。

但經過這一次令楊崇瑞脫胎換骨的遊學經歷，可以說蘭安生的一片苦心終於要在楊崇瑞身上開花結果了。眼界大開之後的楊崇瑞忽然意識到，對於貧窮落後的中國，公共衛生才是一條能夠保障民族健康的捷徑，比醫療機構更具建設性。

因此，歸國後的楊崇瑞回到協和就改做公共衛生科講師同時兼任第一衛生事務所保健科主任，而不再是婦產科醫師了。作為一名女性，在100年前的中國，楊崇瑞能在學業上獲得如此令人矚目的成績，已經很讓當時的人拜服了，但她的輝煌才剛剛開始。

楊崇瑞在做婦產科醫生的時候，就關注過產褥熱和四六風，經過調查，她發現當時孕產婦的死亡率約為15‰（同時期的英國這一數字為3‰，美國是5‰），而嬰兒死亡率竟高達250‰～300‰（同時期的英國這一數字為90‰，美國是87‰）[01]。按照楊的估算，中國當時僅每日產婦的死亡數就可達600人之多……如此，我們就不難想像那時的大地上得有多少家庭上演這種慘劇。

在《產科教育計畫》中，楊崇瑞寫道：

「我國開化之早文化之盛久為世界各國所公認。然東亞病夫之稱亦為各國所公認，何也？無他，科學之進步遲也。就醫學一道而論，自神農嚐百草迄於今日，凡四千五百餘年，苟能與科學同進步，何致衰敗至於此極？殊為嘆息。

我國死亡率之多，其故為何？不外乎助產者缺乏產科知識耳。

一不明產科生理與病理之別，無術辨別於前，自不能救急於後。似此情形，果有難產，欲求產婦之不死何可得哉？

二不知消毒滅菌之法，致產婦發生產褥熱，或嬰兒發生破傷風而死者不鮮。

三不知飲食衛生之法，使產母在孕期產期產後期調養失宜，嬰兒則乳養失宜，因而喪命者不知凡幾。

---

[01] 該組統計數字摘自楊崇瑞〈北平的節育情況：北平母親保健委員會第一次報告〉一文。

助產教育的演進與挑戰

原因既明,吾人不得再事因循,亟應努力設法補救之,想我同志必樂於助成也。」

由於楊崇瑞的積極奔走呼籲,又得到當時社會上的諸多有識之士的協助,1929 年 1 月 23 日,衛生部與教育部共同成立中央助產教育委員會,該會的第一次會議便決議成立國立第一助產學校。

1929 年 10 月 16 日,北平國立第一助產學校成立,楊崇瑞被任命為校長,下設教務、醫務、事務三個職能部門。學校聘請了 12 名教師、9 名技術人員和 5 名職員。著名的教師有林可勝、林巧稚、朱章庚等。

當時楊崇瑞有一個雄心勃勃的計畫,透過助產學校,培養訓練專業的幹部人才,應發揮模範作用,可擔負起各省市助產學校師資和帶領婦嬰衛生機關的工作,在 50 年內,使中國每一個需要照料的婦女與嬰兒,可以得到必要可能的照料。

宋代的胡宏曾有言「一身之利無謀也,而利天下者則謀之;一時之利無謀也,而利萬世者則謀之。」楊崇瑞在 90 多年前戰亂頻仍苦難深重時就有這樣深遠的謀劃,實在難能可貴。

她親自制定了「犧牲精神,造福人群」的校訓,並用這種精神嚴格要求學生。她對同學們說:「在你們的手中,握著兩條生命——母親和孩子,你們是守衛新世界的人。新的生命會在你們手中誕生,但也會在你們手中死亡,因此,你們的事業是崇高而偉大的,但絕不可有任何疏忽!」、「為了世世代代母親和

兒童的健康，我們應該竭盡所能，作出犧牲。」

關於助產士的培養人選和培養方式，當時學界有好幾種意見，比如協和婦產科主任馬士敦的意見是招收小學程度的女子，訓練幾個月，分派她們到城鄉去代替接生婆；還有就是一位英國籍的護士在中華醫學雜誌發表文章稱，助產這門專業非護士不能學。

但結合現實國情，楊崇瑞認為這兩種意見都不太可行。一方面，從婦女前途計，當時社會上對婦女生孩子一向看得卑汙低下，如果助產學校招收一批教育程度不高的人，訓練時間又短，隨後讓她們去插手一件不大被社會看得起的事務，那在社會不斷的進步中，這批人很快就會被淘汰。

蘭安生在自傳中曾提及一個觀點「當制定一項計畫時，該計畫應該在 25 年後還是先進的。」楊崇瑞在這方面的遠見不知道是否受到了蘭的影響，又或者是英雄所見略同。

另一方面，就當時的中國而言，女性接受教育的普遍較少，學成的護士已經可以人盡其才、獨當一面了，沒有必要對這一批人重複培養，況且婦嬰保健是一種專門事業，應訓練專門人才。

因此助產學校最後確定的招生要求是：20 歲以上，30 歲以下之未婚女子，曾在高中畢業，學制為兩年。

第一助產學校還附設了一所婦產醫院，一方面便利教學實習，另一方面「適應社會需求，為產婦嬰兒求安全之保障」。醫院的收費規定：每日收住院費 5 角，醫藥、飲食、護理、煤電、

助產教育的演進與挑戰

湯水不另收費,貧窮的病人可以酌量減免費用。產婦住院接生收費 5 元,上門接生 10 元,貧窮者酌量減免。

據統計,該院從開業至 1939 年的 10 年間,總計門診次數為 133,057 次,接生 33,000 次,到產婦家裡接生 13,448 次(1939 年後因戰亂資料遺失)。

但移風易俗、破舊立新談何容易?

楊崇瑞所進行的事業,事實上乃是與千百年來積弊而成的愚昧和無知做抗爭,這其中的艱苦,在《楊崇瑞博士誕辰百年紀念》中由其生前好友和眾多弟子的回憶文章中可見端倪。雖不比當初塞麥爾維斯倡導洗手以預防產褥熱所遭遇的阻力那麼大,但也真的是困難重重。

比如馮新貞是 1935 年自國立第一助產學校畢業的學生,她在回憶文章中寫道:「1936 年 2 月,我獨自一人奔赴山東省汶上縣衛生院。當地的婦女都纏足,封建習俗長年禁錮著她們的思想。認為婦女懷孕是見不得人的事,對誰也不願意說,生孩子都是由舊式接生婆或家裡人接生。縣裡雖有一個衛生院,但只有一個男護士,幫助那些吸鴉片的人戒菸,面對這種困難的情況,我當時報名時的熱情,被一種孤寂、膽怯的心情所代替……最使我難忘的一件事是,縣裡一個小職員的家屬懷孕了,經過產前檢查,我滿以為她可以帶個頭,找我去接生,但分娩卻請舊老娘婆接生,根本沒理我。」

出於對現實的考量,對於原本從業的舊式接生婆,楊崇瑞

沒有建議立即廢除，而是採取了分批轉化的教育方式，即一方面認真培養新的助產士，另一方面創辦短期培訓班幫助舊式產婆掌握清潔消毒，科學接生。

楊崇瑞在北平辦起的第一個接生婆講習所，前後共對360個接生婆進行了嚴格的培訓，據說，這其中有一位還曾接生過溥儀呢。

為了讓婦嬰保健的理念能夠走進農村，楊崇瑞還選派部分學生直接去農村建立實習基地進行服務，較早的一個農村實習基地建立在清河鎮。

清河鎮原本是燕京大學社會學系的實習基地，約有40多個村莊，40多萬人口，缺醫少藥，鎮上只有一名中醫。有一次，這名中醫的伴侶難產，求助於清河鎮社會試驗區負責人張鴻鈞，張幫忙聯絡到協和醫院做手術，結果母子平安。此事讓張鴻鈞深感農村急待興辦助產事業，就找到楊崇瑞，希望能夠一起做些事情。

楊經過多方奔走，得到許多支持，特別值得一提的是，得到了東城區名醫金韻梅（西元1864～1934年）的資助，於是楊決定派人到清河鎮開闢國立第一助產學校農村實習基地。

為什麼金韻梅會為此事慷慨解囊呢？這可能與金的個人經歷有關。

金韻梅是最早一位在美國獲得醫學博士學位的中國女性，會中文、英文、日文、法文、德文五種語言，在中、美、日三

助產教育的演進與挑戰

國都留下過閃光的足跡,曾被《紐約時報》盛讚為「當今世界最傑出的女性之一」,是清末民初時期的中國乃至世界舞臺上一位熠熠生輝的人物。

1906年,西醫出身的官員麥信堅針對中國傳統接生婆沒有現代醫學知識,危害產婦和孩子健康的落後現狀,建議袁世凱在天津創辦北洋女醫學堂。袁獲悉金韻梅當時恰好在國內,便邀請她擔任北洋女醫學堂總教習,並總管女醫學堂。

據《紐約時報》的文章顯示,在女醫學堂籌辦期間,時任美國總統羅斯福(Roosevelt)曾致電中國直隸總督袁世凱希望他能為好友金韻梅提供幫助。

1907年,袁世凱令天津海關撥銀兩萬兩,請金韻梅創辦北洋女醫學堂,該醫學堂的創辦,培養了第一批現代意義的中國護士,也使京津地區的中國婦女率先接觸到了先進的接生技術,但這些經過現代醫學薰陶的菁英女性於舊時代的偌大中國而言,不過是杯水車薪。

金韻梅與楊崇瑞相遇時人生已近暮年,一生漂泊歷盡風雨之後,看到風華正茂的楊正在身體力行自己當年未竟的事業,願意鼎力相助也就在情理之中了。

根據調查研究,楊崇瑞了解到清河鎮產婦死於產褥熱和新生兒死於破傷風的情況相當驚人,因此提出以推行新法接生和新法育兒為主要任務。

1933 年，清河鎮鄉村醫院建立，如遇到難產，就需要打電話請學校派醫生來幫助解決。有一次遇到一位橫位難產的病人，作為校長的楊崇瑞親自來到醫院，立即為產婦做手術，產婦得救，母子平安，家人非常感激。

除了國立第一助產學校校長這一職務而外，楊崇瑞當時仍在協和公共衛生科執教，同時又擔任了衛生部婦嬰衛生工作技術室簡任計正，並被北平市衛生局借用任婦嬰保健所所長，事務極其繁忙。

自 1928～1937 年間，楊崇瑞協助創辦國立助產學校兩處（北平一處，南京一處），被聘為兩個學校的校長；協助提高各省市私立助產學校 54 處，其中有十幾所學校附設了產院，這些學校的負責人多是她的弟子──北平第一助產學校的畢業生。

在長期深入大眾的工作中，楊崇瑞早在 1930 年代就已預見到人口過快成長的嚴重性，提出「限制人口數量，提高人口素養」的節育方針，並在東單煤渣胡同 46 號創辦了節制生育技術指導門診，在錢糧胡同保嬰事務所建立節制生育門診，為兒女眾多、生育過密而經濟又貧困的婦女服務。

她在助產學校的教材中，特別增加了節制生育的章節，對學生講授節育的必要性及避孕的具體措施，助產學校大學生在畢業前，必須在節育門診實習四次。

當時的節育方法只有以下幾種：男用陰莖套、女用陰道隔膜及陰道塞、安全期、體外排精。楊崇瑞認為，節育的方法將

助產教育的演進與挑戰

為全世界分享文明幸福鋪平道路，在人類生活中將會很好地證明這個發現比細菌引起疾病的那一發現更為重要。這一見解在今天似乎已是卑之無甚高論，但在當年卻是極具啟發性甚至是充滿爭議的。

1936 年，女權主義先驅女性避孕倡導者瑪格麗特·山額（Margaret Sanger，西元 1879～1966 年）夫人應邀來華講學，楊崇瑞負責接待，並安排講學時間，當天的演講題目是「節制生育的各種措施及今後的展望」，現場聽眾竟有 1,600 人之多，多為醫療衛生界的同仁。

孰料這一學術活動，竟引起當局的不安，部分所謂的正人君子直接指名道姓地在報紙上大肆攻擊及謾罵，比如《世界日報》的報導中稱山額夫人為反動醫學人士，稱楊崇瑞著奇裝異服，宣傳節育，居心叵測。

對於這些鼠目寸光的宵小之輩的聒噪，楊總是處之泰然，仍然積極宣傳節育的主張，節育門診也照常運行。

楊崇瑞何以會對提倡節育避孕有如此的熱情，還是跟她多年來的工作有關，她發現許多婦女因多產引起盆底肌肉、筋膜及子宮旁主韌帶過度伸展或撕裂，致使子宮脫垂痛苦不堪。許多婦女因生育過多又不知如何避孕而極度苦惱，以產院 1932 年所做的統計數字為例，生產胎次最多者竟達 15 次，生育年齡最小者僅 15 歲，最年長者還有 54 歲的……山額夫人走上倡導

避孕節育的道路則與自己童年喪母的痛苦經歷有關，她的母親曾生育過 11 個孩子，因此她認為母親的早逝肯定跟生育過多有關。

在今天滿足各種需求的避孕方法及措施觸手可及，避孕相關的常識隨處可查，可能很多人都沒有意識到，這些曾經都是為主流社會所不容的異端邪說，相比於楊崇瑞的遭遇，山額夫人在美國的境遇實際上更為糟糕。

19 世紀末，正是美國保守勢力回潮的時期，國會甚至通過法案禁止美國郵政系統郵寄避孕藥和避孕裝置，進入 20 世紀以後，美國女權運動高漲，激進者要求爭取婚姻平等，有權拒絕性和生育，山額夫人因為積極倡導女性避孕、開設美國第一家避孕診所而被美國警察兩次抓捕投入監獄，罪名是違反了紐約州不許分發避孕資訊的規定。

在美國婦女的不斷抗爭下，避孕才逐漸成為女性的合法選擇。早在 1922 年時，山額夫人就到過中國，還曾與賽珍珠（Pearl S. Buck，西元 1892～1973 年）一起在上海創辦避孕診所。

想到這些前輩們為了爭取婦女的正當權益而經歷過的種種艱辛，就覺得活在今天的人們卻還經常因不採取避孕方法致意外懷孕，實在是愧對這個時代，愧對昔日女權先賢。

助產教育的演進與挑戰

三

1937 年初,楊崇瑞受聘為國際聯盟婦嬰衛生組專家,奉派考察歐亞諸國的婦嬰衛生狀況及助產教育,足跡踏遍近 20 個國家。「七七事變」發生後,楊崇瑞乃急奔歸國,參加了林可勝組織領導的紅十字醫療隊,成立傷兵醫院。隨後參與成立貴陽醫學院並任教婦產科,並在武昌又建立一所助產學校。

1938 年 5 月 20 日,宋美齡在廬山召開婦女談話會,這是一次全國婦女抗日救亡統一戰線的會議,楊崇瑞作為當時全國著名的婦幼保健專家應邀前來參會,參加談話會的其他名人還有鄧穎超、李德全、雷潔瓊等。

1938 年 8 月,楊崇瑞又回到衛生署工作,在重慶籌劃兒童育幼院,在成都籌組保嬰事務所三處,這期間編寫了《婦嬰衛生綱要》、《婦嬰衛生學》、《簡易產科學》。1939 年底,楊崇瑞再次赴美考察婦嬰衛生並進修婦產科,1942 年歸國後任衛生署實驗院婦嬰組主任。

從 1929 年的北平國立第一助產學校創立起,到 1937 年日軍入侵,共創辦了助產學校 54 處,畢業學生約 2,000 餘人,除正規學校教育之外,還訓練了舊式接生婆 3,268 人,主辦主婦母職訓練班 7 班,每班 15 人。

除了這些工作而外,楊崇瑞還在自己的家鄉興都村莊籌辦了一所小學,只招收村裡的女孩入學,可能有讀者會問,為什

麼不同時也招男生呢？因為村裡原本的小學只收男生拒收女生。

經過這麼多年的奮鬥，楊崇瑞逐漸意識到，現代醫學知識只有依靠社會機構才能得以推廣，必須有穩定的社會基礎醫學知識才能家喻戶曉。楊崇瑞預見到她多年來的抱負將成為現實，到1957年時為止，正規助產士已有35,774名，經改造的舊產婆和新培訓的接生員已達66萬人。

更為可貴的是，楊崇瑞的工作思路不只惠及了萬千中國婦嬰，也影響了世界，早在1932年2月，國際聯盟衛生專員就曾派人來中國參觀國立第一助產學校。蘭安生之子詹姆斯·格蘭特（James P. Grant）在1991年紀念楊崇瑞一百週年誕辰的致辭中提到：「墨西哥正在引進一種國家的培訓制度（培訓接生婆），正是楊博士創立的。接生用的產包是楊崇瑞早年創造的，至今仍無很大改變。聯合國兒童基金會已經提供了成千上萬這樣的產包，在哥本哈根兒童基金會供應中心，這些產包仍然是訂貨單上的熱門品項。」

在醫學事業之外，很多介紹楊的文章中沒有提及的是，她還參與了保護母親和兒童健康的立法工作。

所謂「得道多助，失道寡助」，在極度貧困落後和軍閥混戰的1920年代，在日本侵略中國的1930年代，在1940年代，楊崇瑞都能夠咬定青山不放鬆，在婦幼保健及人口控制方面有所作為，除了她高遠的見識、堅韌不拔的意志外，想必也與她個人極大的人格魅力不無關係。翻閱《楊崇瑞博士誕辰百年紀念》

助產教育的演進與挑戰

這本小冊子，大量弟子好友的回憶文章以各種豐滿的細節充分證實了這一點。

最讓我震撼和驚詫的一個例證是，于詠秋回憶道：「記得我們的大教室裡有一架寶貴的骨骼標本，因為當時女性骨骼標本是花錢買不到的，有人告訴我她生前是老校長的一位外國朋友，因為敬佩她無私創業的精神，遺囑中指示逝世後把自己的骨骼送給她作為國立第一助產學校學習用的標本。」

還有一個讓我感動又忍俊不禁的例子，李慎回憶說，自己在到衛生部婦幼司工作時，楊司長已年逾花甲，但她每日在早上8點之前都準時上班，除了冬季，她總開著門，端坐在桌前，她並不抬頭去注視那些必須從她門前經過的遲到的工作人員，而只是用自己的模範行為感染著人們。

而今中國孕產婦死亡率已降低至 18.3/10 萬，5 歲以下兒童死亡率已降至 0.84%，與已開發的國家已相差無幾，楊博士若在天堂有靈，眼見自己的徒子徒孫們在自己開創的事業上已經達到了如此的高度，亦應含笑。

幾年前我在寫塞麥爾維斯的故事時，就曾有讀者問我，在中國是誰推廣了新法接生預防了產褥熱呢？我當時只能含糊地回答，現在，本文的讀者應該知道那個問題的答案了。

臨近文章的結束，我們也有必要了解一下她在職業生涯的後期所經歷的重大挫折，她一直主張的節育工作在 20 世紀

中後期受到嚴格審視與批評,被指為違背當時的主流人口政策觀點。

不久之後,她便被調離了原職務,直至1979年,她的錯案才獲得澄清與平反。不過,即使在她曾受到不公正對待的時候,她始終將心力投注在婦幼保健與助產教育事業上,心中惦念的仍是無數母親與兒童的健康與未來。

楊崇瑞在絕大多數工作時期擔任的都是收入頗豐的工作,可她卻孑然一身,畢生過著廉潔克己的簡樸生活,粗茶淡飯,布衣皂鞋,可她存下的錢都到哪裡去了呢?

原來,國立第一助產學校畢業生分配時,多經由她周密計劃,盡可能分布全國各地,都是由她掏腰包安排路費和事業的創辦費,比如唐棣去湖南瀏陽的農村推展婦幼工作時,楊崇瑞就從自己的存款中取出了一年的薪資予以資助。直到生命的盡頭,她還把結餘下來的6.9萬元、幾千美元和累積了數十年的珍貴的外文書籍雜誌獻給了國家。

曾有記者冒昧地問她為什麼不結婚,她笑著回答說:「我和婦幼事業結了婚,全中國的兒童都是我的孩子。」

在她的自傳中,我沒有看到她關於自己宗教信仰的記述,只提及了在協和女醫學院學習期間的課外活動是宗教性的,縱觀她一生的所作所為,我們能明顯感受到她為了理想和事業的那份聖徒般的堅韌和虔誠。

助產教育的演進與挑戰

　　馬克思（Karl Marx）在西元 1835 年曾寫道：「如果我們選擇了最能為人類福利而勞動的職業，那麼重擔就不能把我們壓倒，因為這是為大家而獻身，那時我們所感到的就不是可憐的有限的自私的樂趣，我們的幸福將屬於千百萬人，我們的事業將默默但永恆地發揮著作用並存在下去，面對我們的骨灰，高尚的人們將灑下熱淚。」

　　這段話，可謂楊崇瑞這位偉大女性傳奇一生的精準注腳。

從比爾羅特到霍爾斯特德：
外科現代化的開端

　　正如我們不能誇大塞麥爾維斯在無菌術創立過程中的歷史地位一樣，我們同樣不能將麥克道爾的開腹手術視作柳葉刀對腹部的征服，因為只有當一個手術不只局限於某個專家，而是成為慣用手法，讓普通的醫生經過訓練之後也能掌握，才算是一門成熟的技術。如果完整地回溯整個腹部外科，枝蔓未免太多，但身為亞洲人，我們一定會想到華佗，關於他的傳說一直為民間和醫史學界津津樂道，據《後漢書‧方術傳》關於華佗手術的記載：

　　「若病結積在內，針藥所不能及，當須刳割者，便飲其麻沸散，須臾便如醉死，無所知，因破取。病若在腸中，便斷腸湔洗，縫腹膏摩，四五日差，不痛，人亦不自寤，一月之間，即平復矣。」

　　此事若為真，則實在令人驚嘆，且不說麻沸散之真偽，這種開腹手術倘若沒有對解剖學的精熟，是根本沒有實施可能的，據說華佗後來被曹操所殺，臨死前將自己的著作託付獄卒，但獄卒卻因害怕觸犯律法而不敢接受，華佗無奈將書一把火燒掉了。

從比爾羅特到霍爾斯特德：外科現代化的開端

後世的史學家曾對華佗其人其事進行過一番考證，比較有影響的當屬陳寅恪的《三國志曹沖華佗傳與佛教故事》，結論是華佗或有其人，但其神奇的醫術大都是從印度神話故事抄襲而來，反倒是國外的一些醫學史作者對中國古老的醫學抱有脈脈的溫情，盛讚華佗的醫術神奇。但如果我們能拋開民族主義的干擾，冷靜地思考，就不難發現，其實華佗其人其事的真假根本不重要，因為就算他的事蹟是真的，也對後世的外科發展影響不大。中國已經不容世界忽略，這也許才是許多外國的醫史學者重新關注古老的中國傳統醫術並對華佗評價較高的真正原因，我們還是把他當作傳奇人物就好。在江蘇沛縣有一座華祖廟，有一副對聯對這位傳說中外科先驅給予了較高評價，並對其著作未能流傳於世抱有極大同情和遺憾：

「醫者剖腹，實別開岐聖門庭，誰知獄吏庸才，致使遺書歸一炬；士貴潔身，豈屑侍奸雄左右，獨憾史臣曲筆，反將厭事謗千秋。」

真正讓腹部外科成為一門可普及推廣的成熟技術的，是維也納外科醫生西奧多‧比爾羅特（Theodor Billroth，西元1829～1894年）。西元1852年比爾羅特獲得醫生資格，在柏林成為一名醫生，不過他開始開業的時候並不順利，等了兩個月，一個病人都沒有……此時，恰好伯恩哈特‧魯道夫‧康拉德‧馮‧朗根貝克（Bernhard Rudolf Konrad von Langenbeck，西元1810～1887年)邀請其做助手。朗根貝克在當時已經是德

意志帝國頗負盛名的外科醫生，對外科貢獻很大，其中有 21 種術式都是以其名字命名，這樣的人物有意提攜，比爾羅特自然沒有拒絕的道理，於是又是一次名師與高徒的故事。比爾羅特就此選擇了外科作為職業，他在朗根貝克身上學到很多，進步神速。西元 1856 年，比爾羅特已是外科學和病理解剖學講師，西元 1860 年他來到蘇黎世獨立開業，到西元 1867 年時，他已完成了 8,000 多例手術。當時的外科手術成功率依然不高，但若要當眾承認失敗仍需要勇氣，比爾羅特在一次公開的報告中說：「我們現在要做的主要是批評，要做到這一點，我們需要知識、經驗和冷靜，如果我們不試圖掩蓋錯誤，並能徹底研究失敗的原因，那麼一個失敗的病例會比十個成功的病例更有指導意義。」西元 1867 年比爾羅特成為維也納的外科學教授，此後就一直在維也納工作，在這一階段，比爾羅特大膽實施了一系列胃腸方面的手術。

在當時胃癌很常見，但卻沒有任何治療方式，醫生感興趣的也僅在於等到病人死後透過屍檢以驗證診斷。在這種反正難免一死的絕望中，自然會有病人希冀透過外科手段續命，比爾羅特打算迎接這一挑戰。西元 1877 年，比爾羅特設想從解剖、生理和手術等幾方面考慮，胃癌手術並非不可施行。和所有具有開創性貢獻的外科大師一樣，比爾羅特是一個有膽識的開拓者，但同時他也是一個極其謹慎的外科醫生。馬太福音有言：「沒有人會把點亮的蠟燭置於糧斗之下，只有置之於燭臺，才能

從比爾羅特到霍爾斯特德：外科現代化的開端

照亮整個房間。」比爾羅特深知成為第一引起轟動的重要性，但他卻不想在沒有絲毫勝算的情況下就貿然開刀，他認為，那樣做是糟蹋外科手術這門精湛的技藝和科學，也會令同行和弟子們產生懷疑，西元 1879 年和 1880 年分別有外科醫生嘗試做胃癌切除，但均以失敗告終，病人在術後幾天之內就死掉了。比爾羅特若想一鳴驚人，一定得有充分的準備，他所在的醫院，正是當年塞麥爾維斯的成名之所。但遺憾的是，比爾羅特確實不是較早認可抗菌技術的先驅，最初也抗拒李斯特和巴斯德的觀念。但他與羅伯特·科赫有書信往來，科赫在信中提到，比爾羅特關於敗血症的論文促使他開始了最初的研究。比爾羅特畢竟是個開明的人，一旦他意識到外科抗菌技術的價值就迅速跟進了。他一方面派助手去英國學習掌握李斯特的抗菌技術，並在維也納建立一個使用李斯特抗菌方法的手術室，並派人去柏林跟科赫學習細菌學技術，另一方面透過動物實驗摸索胃切除後胃十二指腸吻合的可行性。

一切準備就緒以後，他於西元 1881 年 1 月 29 日為一位胃幽門部位發生癌變的女病人進行了手術切除，術後 7 日，比爾羅特就發表了自己的成果。他在寫給維也納醫學週刊的主編的信中記述道：

「胃切除像其他外科手術一樣由助手和我從解剖、生理和手術操作幾方面做準備，外科醫師只要有了動物實驗的基礎，胃切除或類似的手術就能獲得成功……上週的這個病人叫特蕾

絲‧赫勒（Therese Heller），43歲，生育7個孩子，身體既往健康，6週以來不願進食，頻繁嘔吐，嘔吐物為咖啡樣，乏力，面色蒼白（按：嘔吐咖啡樣物，通常表示嘔吐物中有血，結合病人乏力和面色蒼白，應知此時病人已呈貧血及營養不良的狀態）。這都是幽門梗阻的表現，徵得病人同意後，我決定實施手術，我邀請了有經驗的醫師負責麻醉，這樣我可以專心致志地進行手術操作，手術室設備齊全，溫度24℃，助手們也全神貫注，配合極有默契。

……手術全程90分鐘，病人甦醒後無不適……從整個治療過程來看，胃癌手術切除是可行的，今後我們要研究對各個病例的適應證和手術方法的改進。目前我們認為，這種病還不至於視為不治之症，請原諒我對此事的自信。我的老師朗根貝克曾說『要常回顧』，想必也適用於我和我的弟子吧。」

比爾羅特熱愛真理，有極大的工作熱忱，他對病人和弟子有著異乎尋常的友好和關心，為弟子的成長而驕傲。從醫學遺產上來說，他是一名大膽的技術拓荒者，他劈開下顎骨切除舌癌，率先進行喉癌切除，切除前列腺癌、膀胱癌，進行胰腺、結腸手術，石破天驚地切除病人的半個骨盆……比爾羅特雖已逝世100多年了，但他當年開創的畢Ⅰ、畢Ⅱ（Billroth Ⅰ, Billroth Ⅱ）胃切除術式至今仍在使用，他留下的著作仍然是外科經典的參考書籍。除此以外，他還留下了寶貴的精神財富激勵後代前行，在其弟子及再傳弟子當中比爾羅特的精神也永遠活著。在比爾羅特身後，外科的發展仍在繼續，每當惰性發

從比爾羅特到霍爾斯特德：外科現代化的開端

作，我們這些柳葉刀的傳人開始對已獲得的成就產生自滿，都應該記起這位百多年前的大宗師曾經留下的一段話：「我們每上升一步都將看到新的風景，即使是那些最聰明的攀登者，也總是還有足夠的臺階需要攀爬，這條路的盡頭乃在雲端高處。」

毫不誇張地說，19 世紀在腹部外科方面，比爾羅特的貢獻遠大於同時代的人，因此他被稱為現代腹部外科之父。他是一位偉大的教師，他的弟子們也紛紛在外科領域開疆拓土，有好幾位成為一代宗師。比爾羅特認為，他一生最大的成就就是成立了外科學院，他在職業生涯行將結束時說道：「我的一生多姿多彩，最大的喜悅是成立了一所外科學院，一個學派建立起來了，它將繼續實現我的科學和人道主義的理想。」他認為，只有人類文明的不斷進步，人類社會才能持久，欲保持我們的優勢地位，則意味著必須不斷進步和創新，且要領先於旁人，倘有人原地不動，則勢必被人無情地超越。德國外科學界確實一度執外科學發展之牛耳，但這一優勢隨後不久便被美國超越，這是一個青出於藍而勝於藍的故事，因為這位超越者正是秉持其理念的美國弟子威廉‧斯圖爾特‧霍爾斯特德（William Stewart Halsted，西元 1852～1922 年）。

比爾羅特的眾弟子中很多都對外科學有傑出貢獻，比如波蘭外科醫生揚‧米庫利茲-拉德奇（Jan Mikulicz-Radecki，西元 1850～1905 年）完成的結腸癌切除術、食道整形再造術等，經由比爾羅特一派的探索，腹腔已不再是柳葉刀的禁區，幾乎成

為外科醫生縱橫馳騁的跑馬場。另外米庫利茲-拉德奇還是手術期間戴手套的早期倡導者，不過當時他戴的是棉線手套，用後清洗消毒可反覆應用 10～12 次，大手術時他要更換手套 3 次。但通常的醫史作者都將無菌手套的創始者之榮譽歸於美國外科醫生霍爾斯特德，其實歐洲和北美各地早就有人開始使用了，可為什麼多年以來大家都願意接受霍爾斯特德是無菌手套的創始者這一說法呢？我想原因有二，其一，霍爾斯特德實在太有名了，應該是比爾羅特最著名的弟子，是美國現代外科的締造者；其二，他倡導戴乳膠手套的事頗具浪漫色彩。

因為他的器械護士卡羅琳・漢普頓（Caroline Hampton）對氯化汞（一種當時用於術前消毒手臂的液體）過敏，霍爾斯特德就向美國紐約市固特異橡膠公司購買薄膜橡膠手套使用，使用後效果很滿意，遂又買，而他自己在當時很多手術時並不戴手套。由此我們不難得出結論，霍爾斯特德開始提倡戴手套並非出於無菌的目的，也就是說不是為了防止病人的傷口感染，而是為了保護參與手術的護士的雙手。這個故事最早出現在 1913 年一篇關於外科技術方面的回顧性論文，也是唯一一次在醫學期刊上記載了一位研究者的愛情故事，在這篇文章中，作者將這位護士叫做「異常能幹的女性」。霍爾斯特德的努力結出了碩果，西元 1890 年 6 月 4 日器械護士卡羅琳小姐正式成為霍爾斯特德夫人。

其實在當時，有不少外科醫生一直抗拒使用手套，他們的

從比爾羅特到霍爾斯特德：外科現代化的開端

觀點就是手套將使外科醫生手的敏感性喪失，這倒不是虛言。1916 年有人設計了這樣一個試驗，令三位盲女點讀 100 個字母，結果戴手套比不戴手套慢了 22 秒。對於無菌手套的創始者這一稱號，倒不一定是霍爾斯特德有意掠美，很可能是後人強加於他的。霍爾斯特德在外科史上的地位光芒萬丈，這個故事又是外科史上絕無僅有的一次有浪漫色彩的插曲，大家又何必煞風景把此事說破呢。

霍爾斯特德是約翰斯・霍普金斯大學醫學院的四大創始醫師之一，美國的住院醫師培訓制度就是由他創立，霍爾斯特德訓練了 17 位外科總醫師，每一位又設立了相當於大學等級的住院醫師制度，訓練出 166 位總醫師，美國數以千計的外科專家均以身為大師的嫡傳弟子為傲。現代泌尿外科創始人休・漢普頓・楊（Hugh Hampton Young，西元 1870～1945 年）及神經外科的創始人哈維・威廉姆斯・庫欣（Harvey Williams Cushing，西元 1869～1939 年）均是他的弟子。霍爾斯特德在甲狀腺、膽道、腸道以及動脈瘤的手術方面做出許多貢獻，並創立了乳癌根治性切除手術，開創了乳癌現代治療的先河。

霍爾斯特德對外科影響深遠，讓人們看到了基於解剖學病理學和生理學原理的外科學研究，使手術操作更強調精細和安全而非技法瀟灑和速度，霍爾斯特德師法前人，卻又青出於藍，有極大超越。除恩師比爾羅特外，埃米爾・西奧多・科歇爾（Emil Theodor Kocher，西元 1841～1917 年）也對霍爾斯特

德有極大啟發。科歇爾因對甲狀腺生理功能的研究及外科手術方面的貢獻成為獲得諾貝爾生理學或醫學獎（1909年）的首位外科醫生。霍爾斯特德遊學於瑞士期間，見識了科歇爾精細的刀法，這是與比爾羅特迥然不同的手術風格。但比爾羅特與科歇爾的甲狀腺手術都曾遭遇挫折，前者遭遇術後低鈣血症病人抽搐死亡，後者遭遇黏液水腫。霍爾斯特德嚴格控制出血以利於手術視野，用符合解剖學的精細切割方式，以及確切分層縫合等一系列原則，發展出在當時被視為極致的甲狀腺手術。

在19世紀末、20世紀初的幾十年間，至少有一萬名美國人在維也納學習醫學，用病理學家威廉・亨利・威爾許（William Henry Welch，西元1850～1934年）（約翰斯・霍普金斯大學醫學院四大創始醫師之一）的話來說，此地乃是美國醫師的聖城。但自霍爾斯特德以後，外科學研究的中心開始由歐洲逐漸轉移到美國，他建立的一套外科手術體系，他所提倡的愛護組織、輕柔操作、仔細止血、一絲不苟、使用絲線、解剖學分離的精準外科原則，直到今天還是外科界的聖經。

但成就如此卓著的大師，也曾遭遇過人生的重大挫折。他在研究局部麻醉藥的過程中，不慎沾染了毒癮，以至於後半生一直與古柯鹼和嗎啡相伴。他以強大的毅力與毒癮抗爭，仍成就了自己在外科事業的輝煌，與這些熠熠光輝相比，沾染毒癮這種在當時不為多數人所知的隱痛可算白璧微瑕。但因研究局部麻醉藥而不幸染上毒癮的其他年輕醫生，卻因此前程盡毀，

從比爾羅特到霍爾斯特德：外科現代化的開端

他的一位同僚甚至在他發表局部麻醉藥物論文不到 1 年就離奇地死去，這也算是麻醉學發展過程中的又一位殉道者。

如果霍爾斯特德不曾沾染毒癮，他的事業是否會更精進？又或者是因為毒癮改變了他的人格，使其能夠在追求專業方面恣意而行、卓爾不群？這一切都已無從知曉了，霍爾斯特德幸運地沒有因毒品對身體的侵蝕而英年早逝，他在有生之年就收穫了極大成功與極高榮譽，並見證了美國外科的騰飛和弟子們的成長，他 70 歲去世時，《紐約時報》給予他很高的評價，說他是 33 年來在醫學科學領域最先進的一位領導者。

庫欣：神經外科的奠基人

　　1922年8月霍爾斯特德因膽道結石病發住院，8月25日他的兩位弟子為其開刀手術，兩位術者用他們的導師也就是刀下這位病人教授的技巧完成了手術。但其術後恢復的過程並不順利，先後併發了消化道出血及肺炎，雖經輸血等救治，病情還是每況愈下。9月7日晨，這位偉大的外科醫生逝世，其遺體火化後被葬於布魯克林的格林伍德（Greenwood）墓地。

　　也正是在1922年，一位叫弗萊明（Alexander Fleming）的研究者無意間發現了一種可以殺死部分細菌的物質，他將這種物質命名為溶菌酶，並發表了一篇題為〈關於在組織和分泌液中發現一種值得注意的溶解成分〉的論文。不過，這篇文章並沒有引起什麼注意，因為這種溶菌酶只能殺死那些對人類無害的細菌。弗萊明隨後又進行了很久的研究，始終未有重大突破，溶菌酶終於是爛泥扶不上牆，難以成為有實際應用價值的藥物。1928年弗萊明成為倫敦大學的教授，當年夏天他度假回來，意外發現他未清理的葡萄球菌培養皿上有一片沒有細菌，卻環繞著黃綠色的黴團，這讓弗萊明興奮不已，葡萄球菌可是致病菌啊！也就是說他這一回發現的是可以殺死致病菌的物質，10月30日弗萊明繼續做實驗證明了該物質的殺菌效果，並將之命名

庫欣：神經外科的奠基人

為青黴素。但青黴素成為人類對抗細菌的武器是十年之後的事情了。抗生素時代的到來，外科手術又多了一重保障，倘若在1922年就有青黴素了，也許霍爾斯特德就能從那次膽道術後肺感染中挺過來，再活一個十年也未可知。但人生七十古來稀，霍爾斯特德留給這個世界的已經足夠多了，比如他為美國訓練了17位外科總醫師，這其中最著名的一位就是後來被稱為現代神經外科之父的哈維‧威廉姆斯‧庫欣（Harvey Williams Cushing，西元1869～1939年）。

神經外科歷史的獨特性在於，它是臨床醫學中為數不多的一門可稱為古老又年輕的學科，說其年輕乃是因為神經外科的獨立及成熟還是較晚近的事，說其古老是因為其最初的起源甚至遠在飄緲的史前歲月。由遙遠的史前歲月遺存至今的骷髏頭骨，往往令人聯想到昔日陰森的鬼火、死亡的恐怖與神祕，但對於古病理學家來說，這也是揭開原始醫學神祕面紗的重要線索。

2015年2月，某考古研究中心的科學研究人員在對小河墓地的古人口學進行研究時，採集了130具人骨。發現了一例比較典型的接受了顱骨環鑽手術的女性個體，這具女性人骨來自3,500年前，年齡在40～45歲之間，頭部有一個直徑約6公分的圓形鑽孔。據研究，顱骨環鑽術曾盛行於許多部落，早在10,000年前的顱骨上就能找到這種鑽孔，歐洲、北非、俄羅斯、玻利維亞、加納利群島以及祕魯等地都發現了有這種環鑽術特徵的古代頭顱，在法國的一處西元前6500年的考古遺址

上，科學家研究了 120 個史前人顱骨，其中 40 個有環鑽術的痕跡。

這些鑽孔代表著什麼？難道真的是史前人類進行的某種手術？還是作為詛咒或巫術的一部分施加於人的刑罰？人們是在何種情況下接受的這類操作？鑽孔之後是直接死掉了，還是又活了一陣子？又或者，如果這些鑽孔是在人死後的頭骨上操作的，那又有什麼稀奇的？樂觀一點猜測，這可能說明人類在很古老的年代便已掌握驚人的外科技術，可以用某種尖銳的石頭在顱骨上打孔，切取部分顱骨。可能的方法是大致沿著圓形的邊緣鑽出一系列小孔，等這些小孔圍成一個圓時，就可以撬開移除這塊骨片——想像一下我們是如何撕取郵票的。

西元 1865 年業餘人類學家以法蓮・喬治・斯奎爾（Ephraim George Squier，西元 1821～1888 年）第一次向人們展示他從祕魯獲取的一個原始人顱骨，上面有一個清晰的孔洞，而且在洞的周圍有新骨生長癒合的痕跡，也就是說，這個孔鑽完之後，這個人至少存活了一段時間。古病理學家們又陸續對其他骷髏遺跡進行考察，他們驚訝地意識到，這也許是在當時非常常見的一種操作，但這是治療意義上的腦外科手術嗎？我們有理由認為，這些手術更可能來源於巫術觀念而非治療目的。遠古的人們認為，有些疾病是由魔鬼造成的，透過鑽顱術可以替「魔鬼」打通一條出路，逼出魔鬼之後，病人自然就會好了。但有可能他們在施行這些手術時無意中發現過其實用意義。比如頭

庫欣：神經外科的奠基人

痛、驚厥或者瘋癲時，環鑽術後，病人的症狀減輕了。我們還不知道當時是否有辦法在操作時緩解疼痛，有證據顯示，有時候這個操作剛開始不久就中斷了，估計是實在太痛了。

西元前 1800 年，古埃及的史密斯紙草文就有關於腦外傷方面的記載，古希臘希波克拉底文集中也記錄有顱骨環鑽術，他還觀察到頭部的一側受到打擊時可伴隨對側的肢體抽搐和癱瘓，他指出顱腦外傷合併硬腦膜撕裂的預後較差，這些詳細的觀察記載即使在今天看來也很令人欽佩。從文藝復興時代以後的幾百年間，當外科醫生面對一名頭外傷病人時，究竟如何處理，顱骨鑽還是不鑽，也引發過極大的爭論。

由於腦結構和功能的複雜，醫學界關於腦部的理解過程也極其緩慢，在相當長的一段時間裡，人們甚至不知道大腦的不同區域有不同的功能定位，直到西元 1860 年代，才有醫生對這個觀念提出挑戰，西元 1861 年法國外科醫生皮埃爾·保羅·布羅卡（Pierre Paul Broca，西元 1824～1880 年）收治一名瀕死的男病人，此人在 21 年前曾突然喪失語言功能，該男病人在入院後第 6 日死亡，屍檢發現其左側額葉第二和第三腦迴的後半部有病灶存在。半年後布羅卡又遇到第二例類似的病患和屍檢機會，由此布羅卡構想出人類的語言中樞位於大腦左額葉後下部──額下回後部，從此創造了神經定位的概念。因這個部位損傷而出現的失語現象就被命名為布羅卡失語，而布羅卡最早發現並定位的額下回後部也被稱為布羅卡區。

很顯然，神經外科作為一門獨立的學科也只能在 19 世紀末神經病學、麻醉術、無菌術發展的基礎上誕生。

神經外科先驅格拉斯哥皇家醫師學院（Royal College of Physicians and Surgeons of Glasgow）的外科教授威廉・麥克文（William Macewen，西元 1848～1924 年）是李斯特的學生，他一向支持李斯特的無菌手術原則。西元 1879 年，麥克文在英國格拉斯哥第一次正式進行開顱手術，他為一名病人成功切除了左前顱凹扁平狀腦膜瘤，獲得了良好的效果；西元 1881 年他為一例腦膿腫病人行開顱膿腫引流術獲得成功；西元 1888 年他又成功地施行了兩例慢性硬膜下血腫清除術和第一例椎板切除減壓術；西元 1893 年報導了治療腦膿腫獲得的成績，他在顳骨鱗部鑽顱，暴露切開硬腦膜，將硬腦膜翻向一側，採用空心針對腦膿腫進行定位並擴大隧道，在第一鑽顱口的下方再次鑽顱並切開硬腦膜以便對口引流，然後徹底沖洗，並在各切口撒布一層厚厚的硼酸粉。

李斯特的外甥里克曼・約翰・戈德利（Rickman John Godlee，西元 1849～1925 年）也在西元 1884 年將無菌術用於神經外科，對腦腫瘤定位後進行了切除。病人為 25 歲男性，臨床表現為左臂進行性無力和左側肢體抽搐，戈德利在中央溝處採用鑽孔開顱，打開硬膜後發現膠質瘤位於腦表面。該腫瘤切除術後的 21 天裡，病人生存良好，但後來病人出現腦疝，在術後第四週死於腦膜炎。該病例在當時的英國引起極大轟動，麥克文等人均參

庫欣：神經外科的奠基人

加了病例討論，一致認為腦部腫瘤的切除手術是可行的，並提出了手術指徵。同時參加該討論會的還有在當時的醫學界與麥克文並駕齊驅的另一位英國人外科醫生維克多·亞歷山大·哈登·霍斯利（Victor Alexander Haden Horsley，西元 1857～1916年）。西元 1887 年霍斯利第一次行椎板切開椎管內脊膜瘤切除術獲得成功；西元 1889 年他首先倡導了半月神經節後根切斷術治療三叉神經痛。遺憾的是在第一次世界大戰中，霍斯利隨軍服務遠征中東，不幸於 1916 年中暑身亡，享年 59 歲。

霍斯利的善良、謙遜和慷慨使他贏得病人、同事和學生的敬重，他雖生於權貴之家，卻致力於改善平民的生存狀態，為婦女爭取選舉權，力促醫療改革，為工人階級提供免費醫療。他的睿智和精力、他精湛的手技和對社會發展的貢獻，使其無愧於「神經外科先驅」這一稱號。

後人評價近代神經外科的初創時代總結道：近代神經外科誕生於西元 1870～1890 年間的英國，主要應歸功於麥克文和霍斯利。在 19 世紀末、20 世紀初，神經外科學面臨著種種困難，諸如手術器械的短缺、手術經驗的不足、術前術後處理不嚴密、術後嚴重腦水腫及顱內感染，凡此種種，幾乎要將神經外科這個外科界初生的嬰兒扼殺在襁褓之中，以西元 1898 年斯塔（Star）醫生報告的 84 例腦瘤手術為例，其中大腦腫瘤死亡率達 50%，小腦腫瘤死亡率竟達 80%。

如此高的死亡率在今天是不可想像的，這些殘酷的事實是

神經外科史上充滿悲壯與憂傷的一頁,但神經外科領域的拓荒者們在痛苦、死亡與失敗面前並沒有停下腳步,而是不斷地在艱難中探索,這一探索過程是如此之曲折複雜,以至於後人甚至難以將這段歷史完整重現。當此之時,神經外科要解決的最基本的問題是:如何開顱?如何止血?如何關顱?窺一斑而見全豹,我們且不妨先從這幾個問題的解決過程入手,看看柳葉刀是如何進入顱腔的。

不難理解,打開顱骨的骨瓣是進入顱腔的必需,這顯然要比僅切割軟組織難得多。帕雷曾設計了一種圍繞一固定點旋轉切割刀可製造圓形骨瓣的器械,後來又有改進,但這種方法有時不能全層切口顱骨,還可能傷及硬腦膜。霍斯利開創的方法最為簡捷實用,因此一直沿用至今,即在切口線上的顱骨適當幾個位點鑽孔,然後用鋸鋸開顱骨。隨後,又有人設計了相應的線鋸和導板以及專門用於鑽孔的便攜馬達,從而使開顱變得十分快捷。

庫欣是繼霍斯利之後又一位神經外科的巨匠,對於快速開顱,庫欣有不同的觀點,他認為電動工具可能失控而導致腦組織損傷,所以他推薦使用手搖鑽鑽孔,再插入導板保護腦膜,然後用線鋸將兩孔間的顱骨鋸開。

由於頭皮有豐富的血液供應,因此頭部手術的止血有其特殊性。也許有人經歷過簡單的頭皮裂傷,那一定是難忘的經歷,其出血速度可以用「湧」來形容,遠不是別處的出血以簡單的按

庫欣：神經外科的奠基人

壓就能自止，通常需要到醫院的急診外科進行縫合。我在外科實習時，曾接診一個刀傷的病人，身中 17 刀，醫院裡好幾個科室醫生一起進手術室進行搶救，但由於該病人較健壯，腹部的兩刀根本沒有砍進腹腔，而且到我們進入手術室時，雖然切口很長，但早已不再出血。而頭部就不同了，我們從頭到腳好幾個科室的醫生拖鞋底下沾的血，幾乎都是由頭皮裂傷的斷面噴湧出來的……這個病人當時已有失血性休克，估計大部分是由頭皮裂傷出血導致的。

頭皮止血技術起源於 19 世紀末，並形成當今止血技術的雛形。早期曾採用過切口外周的頭皮連續縫合的方法止血，後期再拆除，還有人提倡在頭皮切開前，頭皮大血管予以結紮，頸動脈顯露，必要時加以阻斷。庫欣採用的方法是，在切開頭皮時，助手用手指緊按切口之兩側壓迫血管，切口盡可能一刀切至帽狀腱膜下層，立即將血管鉗夾在腱膜上，利用血管鉗之下垂重量壓迫頭皮以止血，這一方法使頭皮軟組織部分很少出血，效果優於以前任何一種方法。但這就需要成捆的血管鉗，特別是皮瓣上的血管鉗相當笨重而且妨礙操作，人們就設計較輕便的器械來替代，直到 1936 年冬 Raney 彈性頭皮夾的出現，這一問題才得到了較好的解決。

顱腔所以難進，自然遠不是頭皮這一重障礙，解決了頭皮出血的問題，緊隨而來的則是更為棘手的顱骨出血的問題。早期在開顱手術中，曾經使用過現在看來非常奇葩的東西來止

血,比如碎木頭屑、棉花、羊毛,甚至還使用過象牙屑——幸虧象牙屑止血未能成為常規,否則大象滅絕的速度就更快了。所謂病急亂投醫,但人們急切地想解決一些棘手的問題時,真的是什麼方法都有可能嘗試。西元1886年,霍斯利開始使用骨蠟止血,這一問題便迎刃而解並沿用至今,神外無霍斯利,萬古如長夜,一代宗師,自然是出手不凡。

頭皮、顱骨的止血問題解決了,最關鍵的問題出現了——顱內止血。

腦組織出血了怎麼辦?為了解決這一問題,人們先後採取的辦法包括用燒紅的針烙,對環繞病灶的大血管進行結紮,用可吸收棉片輕壓,U型銀夾及鈦夾,電凝,收斂劑,纖維蛋白⋯⋯神經外科開創階段,大量先驅做了可貴的探索,以對神經外科的貢獻多寡而論,庫欣無疑是這些前輩中的翹楚。

如果說近代神經外科誕生於19世紀末的英國的話,那麼神經外科的發展與成熟則無疑是在20世紀初的美國——這主要是因為庫欣的貢獻,他是一位傑出的神經外科手術技術革新家,也是美國神經外科的創始人。早在1917年他就首先提出:神經外科手術操作原則,必須手法細膩,止血徹底,要盡力保護腦組織等。從這些原則中我們可以很明顯地看出霍爾斯特德外科原則的影子——精細操作,不求速度。庫欣在腦下垂體腫瘤、聽神經瘤、腦膜瘤和顱腦損傷等方面的研究舉世聞名,先後處理腦瘤2,000多例。到1915年,他的手術死亡率已下降至

庫欣：神經外科的奠基人

7.3%～8.4%，與其同時代的外科醫生則介於37%～50%。

他首先設計了用小夾夾住帽狀腱膜外翻止血；與弟子肯尼斯‧麥肯齊（Kenneth Mckenzie）發明、設計了用於控制腦部血管出血的銀夾，並設計了相應銀夾鉗、銀夾臺；他與物理學家博維（W. T. Bovie）合作，創製了高頻電刀及電凝，並證明了電凝技術在切除腦腫瘤時的止血作用；他首先提出了術畢要縫合硬膜與帽狀腱膜，從而減少了創口的感染和滲漏，上述原則迄今仍為神經外科界所遵循。在100年前簡陋的條件下，做出如此重大的成就，實屬難能可貴。他在遺囑中要求在他的墓誌銘中刻上「第一個帽狀腱膜縫合者長眠於此」，可見他對自己的這一貢獻深感自豪。

尤其是庫欣離開霍普金斯醫院之後，在哈佛大學布里格姆（Peter Bent Brigham）醫院創立的美國神經外科醫師中心為世界各國神經外科醫師的培養及神經外科的發展做出了傑出的貢獻。像他的導師霍爾斯特德一樣，庫欣也是一位偉大的導師，桃李滿天下，高足甚多。在第一次世界大戰之後，經他培訓的神經外科醫生除美國外，還有比利時、加拿大、羅馬尼亞和英國的不少神經外科醫生，他們大都成為本國神經外科的帶頭人。

庫欣在神經外科方面的貢獻可謂偉大，但就是這樣一位巨人，其心胸卻並不像霍爾斯特德那般寬廣，他並不願意看到自己被後輩超越。庫欣與其最著名的弟子華特‧愛德華‧丹迪（Walter Edward Dandy，西元1886～1946年）之間的恩怨糾葛

足以讓人窺見這偏狹的一面。我們在前面回顧麻醉起源的部分曾提到偉大的化學家戴維晚年認為最大的發現是一個人——法拉第，但其實戴維對青出於藍的法拉第後來重大的貢獻十分嫉妒，做了很多對法拉第不利的事，甚至暗地裡指責法拉第剽竊，對法拉第的積極性和探索精神平添了一段磨難。歷史總是驚人的相似，在庫欣與丹迪這一對師徒之間，也上演過一段幾乎一樣的紛爭。

丹迪聰明過人，在密蘇里大學醫學院求學期間成績沒有低於 A 的，畢業前他寫信給霍普金斯大學醫學院院長，希望能夠在那裡繼續他的醫學教育，密蘇里大學的推薦信和他本人的優秀成績幫助他進入了霍普金斯大學醫學院。在學業結束時，他在解剖學和外科學上的能力引起了庫欣的注意，丹迪也久仰庫欣的大名，丹迪求見庫欣之後開始在後者的實驗室工作，一年後任庫欣的住院醫師，隨後相處的過程中兩個個性迥異的人之間發生了許多不愉快的衝突。

1910 年庫欣接受了哈佛大學教授的聘書，被擬聘為將要成立的布里格姆醫院的外科主任，臨行前庫欣找到正在實驗室的丹迪，詢問他腦積水實驗方面的情況。丹迪出示了部分材料，庫欣卻把這些材料放進了自己的手提箱，丹迪把這些材料又從手提箱裡拿出來，並宣稱這些成果是自己的。庫欣當然很生氣，離開實驗室前，對丹迪說，這些材料沒什麼了不起。衝突的結果是，在 1912 年庫欣即將正式去哈佛大學任職時，只是簡

庫欣：神經外科的奠基人

單地通知丹迪不必隨他去波士頓了，因他的離開，霍普金斯醫院也將取消他名下的醫生職位……這等於是丹迪的飯碗立刻成了問題。正是禍不單行的日子，這年夏天霍爾斯特德也離開了霍普金斯醫院，當時的醫院主管對丹迪說，目前醫院沒有他的位置了，只能看明年霍爾斯特德回來後，他是否能投在其門下工作。

霍爾斯特德對丹迪的才幹早就有耳聞，因此待其回歸後，直接將其招致麾下，繼續支持他的神經外科實驗研究。丹迪出色地完成了腦積水的實驗研究，確認了腦積水的成因和分型，這讓霍爾斯特德大為賞識，他認為這應該是丹迪最好的成績了，不會有人能夠在一個領域裡接二連三地獲得重大突破。但後來的事情證明，即使偉大如霍爾斯特德這樣的慧眼伯樂，也低估了丹迪的才華，腦積水的研究只是他一生當中重大學術貢獻之一。

1916 年，丹迪又展開了松果體切除的研究，證明了實驗動物在切除松果體後不會出現性早熟或精神早熟。1917 年丹迪多次觀察到顱腦損傷後產生顱內積氣的現象，產生了將空氣直接注入腦室進行診斷的聯想，他大膽實驗，於 1918 年發明了「腦室空氣造影術」，並在《外科學年鑑》(*Annals of Surgery*) 雜誌上發表了論文，名噪一時。

空氣腦室造影是向人的側腦室或蛛網膜下腔注入氣體，可使腦室系統在 X 光片中顯示出來，從而大大提高了腦部病變的

定位診斷，使手術成功率倍增，死亡率及致傷率大為下降。庫欣的助手霍拉克斯・G（Horrax G）對丹迪的這一貢獻非常讚賞，他說，這種診斷方法不僅能對目前不能定位的腦腫瘤做出明確診斷，還能對許多位置不明確的顱內新生物精確定位，從而為病人帶來治療機會。當時還有人評價說，這是神經外科最偉大的發明。但庫欣對此事的反應卻反常奇怪，他沒有立刻採用這項新技術，反而在學會上批評了丹迪的資料，他在寫給丹迪的信中說：「你不要對這項技術的重要性過於誇張，以免使人們對其期望太高，在當下，從事外科工作就像雙眼被蒙了黑布。」丹迪對這些指責直截了當地反駁道：「所有的腦腫瘤的定位都沒有失誤，您糾纏的只是細枝末節的東西，目的只是想把水攪渾。」這一年，32歲的丹迪頭一回讓庫欣見識了什麼叫後生可畏，庫欣的不認可並沒有阻擋這項技術的推廣，世界醫學界很快認可了腦室空氣造影術，這樣的青出於藍難免讓庫欣心裡泛酸，但更嚴峻的挑戰還在後面。

在庫欣的時代，聽神經瘤的手術治療本是其拿手好戲，他在1917年率先提出聽神經瘤的囊內部分切除術，並被廣泛認可。在庫欣之前企圖全切除聽神經瘤的手術死亡率高達80%，庫欣認為根治性的全部切除太危險，他的術式使死亡率降低為10%，但由於該腫瘤的囊壁並未被切除，所以腫瘤會復發，術後5年死亡率高達56%。1921年，庫欣一手調教出來的高徒丹迪卻進行了全切除術，他用改進的手術方式，先行囊內切除，

庫欣：神經外科的奠基人

再將包膜仔細的剝除，並不損傷重要的神經組織，完整切除畢，原本被腫瘤擠壓移位的組織恢復原位，治療效果更好。至1925年他共完成5例這樣的手術，無一例死亡，後來這一術式取代了庫欣的囊內切除成為聽神經瘤的標準術式。

這意味著什麼？丹迪在這一領域的技術已經徹底超越了自己，後浪徹底把前浪拍死在沙灘上了。懊惱的庫欣寫了一封氣勢洶洶的譴責信，這讓丹迪感到很受傷，他回信說：「您對後起之秀的嫉妒，意味著故意傷害犧牲別人，這將在相當程度上玷汙您的榮譽，與您的身分極其不符，令我無限傷心的是，那個對我進行迫害的不是旁人，正是對我恩重如山的授業恩師，被我奉為楷模的同道，人稱現代神經外科一代宗師的庫欣……」

美人遲暮，英雄末路，都是人生難免的遺憾，在一封庫欣沒有發出的信中，我們看到了這樣的文字：「每個人都知道你曾是我的學生，他們當中的大多數都認為你已經遠遠地超越了你的老師……」這真是像極了戴維晚年說自己一生最大的貢獻是發現了法拉第——那個被他多次迫害的法拉第。1922年庫欣在一次講課中說道：「時至今日，在整個外科領域，最令人感到欣慰的就是成功地切除腦膜瘤還能令病人的功能恢復良好，那些術前就能做出正確診斷的病例尤其如此（作者注：並不是每一位外科病人手術前都有明確診斷，有些僅能判斷出需要手術，確切的診斷是在手術後才明確的）。困難顯然是極大的，有時是很難克服的，雖然還有許多令人失望的結局，但相信下一代神經

外科醫師會毫無疑問地做出重大的突破。」

很顯然庫欣並沒有做到知行一致，難道他所期望的下一代的超越是指在他死後？庫欣是何等人物，對於這位如此出色的弟子將會在醫學史上獲得怎樣的評價他不會意識不到，但人性的偏狹還是讓他沒能公正地對待丹迪，這一對師徒，這一對神經外科史上的巨擘，終究沒能化解這段恩怨。

1941年2月22日，在霍普金斯大學65週年的紀念大會上，丹迪被授予肖像榮譽獎，當一位同道將其畫像送上大會主席臺時，深情地回顧了他在專業生涯中的輝煌成就：「丹迪對所有現代知識都心存疑慮，並在這種強烈的求知欲望下不斷對事物提出新觀點，他勇於挑戰困難，百戰百勝。他的想像力是如此活躍、豐富，其成功的祕訣是勤於思考。每當靈感出現於腦海，他就憑著執著的信念和百倍的努力去付諸實踐，他在神經外科技術方面的貢獻，至今令人難以望其項背，他具有的創新思考和天賦，為我們大學平添了不少光彩。」

至此一階段，神經外科的歷史才剛剛完成艱難的開局，柳葉刀攻入顱腔，日臻完善，雖代價慘重，但戰果輝煌。當然神經外科的範疇不只是進入顱腔這麼簡單，神外也不僅僅指腦外，其領域遠比字面意義上的腦外要廣得多。神經系統的組織包括腦、脊髓、周圍神經及自主神經組織四部分。此外，它的外圍結構如頭皮、顱骨、腦脊膜、腦下垂體及供應這些結構的血管也與神經外科的工作有千絲萬縷的連繫，這些組織的先天畸

庫欣：神經外科的奠基人

形、創傷、炎症、新生物、代謝營養障礙退行性變等再診斷與治療時都需要用到神經外科的方法。神經外科的複雜性，決定了征服這一領域疾病必然是一個極其艱鉅的醫學任務，這一使命不可能由幾個天才人物或幾代醫生就能完成。

現代神經外科的發展，在相當程度上與物理學、放射學、電腦學、生物學等多學科的綜合發展是分不開的。尤其是影像學的進步對神經外科的發展的意義更是重中之重，回想在丹迪創用腦室空氣造影術之前，外科醫生對神經系統疾病的定位診斷只能根據神經解剖生理知識分析病人的症狀和體徵，以此來推斷病變的部位及涉及的範圍，這只能稱為臨床定位診斷。現在，還有誰敢只經過這種定位之後就貿然開刀？誠然，這種定位方法隨著臨床知識及經驗的累積和神經解剖生理學知識的不斷豐富，正確率也在提高。這是神經外科的基本功，不可盡廢，但由於來自醫患雙方主觀因素的影響，這種診斷出現偏差難以避免。定位有誤意味著什麼？意味著在一個手術切口裡根本看不到病變，意味著「失之毫釐，謬以千里」……甚至在丹迪時代，已經有了腦室造影技術，這樣的失誤也還會有，比如丹迪曾診斷兩例隱性小腦腫瘤，結果手術時發現並無腫瘤存在。這種事在今天的外科醫生看來，絕對是噩夢中的噩夢，但在當時，這樣的失誤卻難以避免。

在1930年代繼丹迪創用的腦室空氣造影術之後，又出現腦血管造影技術，再加上原有放射學檢查的不斷發展，使神經外

科定位診斷的準確性顯著提高。隨著此階段手術技巧的進步，手術成功率及各種疾病的治療效果都有提高，手術的範圍也逐漸擴大。但這些診斷都有侵襲性，難免對病人帶來傷害，此時，距離我們最熟悉的 CT 等檢查還有 40 年。

X 光檢查的突破具有二維空間性，這會導致醫生在閱片判斷病情時過於主觀，因此必要時需要從片層結構中分離出組織片段，這種方法叫 X 光斷層攝影術。但人們不可能完全去除其他組織的片段，即使令射線平行地照射到需要檢查的部分使射線從一個邊緣到達另一個邊緣，圖片的對比度也減小了。

這個問題在理論上的解決出現在醫學領域之外。南非裔美國人艾倫・麥克勞德・科馬克（Allan MacLeod Cormack，西元 1924～1998 年）當時是美國麻薩諸塞州塔夫茲大學的物理學院教授，他認為這個問題本質上是數學問題。在已知 X 光吸收平均值的基礎上，重要的是描述每個獨立切片部分的 X 光的減弱情況。1963 年和 1964 年他在兩個科學刊物上發表了研究結果，闡明了 X 光照射後重建交叉組織的原理，提出了由電腦操縱的 X 光斷層照相診斷技術的理論和設計方案。科馬克當時就預言這一技術必將在醫學領域有廣闊的應用前景。

但遺憾的是由於當時電腦在全世界的總量尚不多，這一研究結果最初並未引起醫學界的關注。一個如此有價值的理論卻沒有立刻被醫學界捕捉到，在今天看來多少有點奇怪。事實上，科學技術發展到了 20 世紀以後，已經沒有什麼人可以在所有的

庫欣：神經外科的奠基人

專業領域裡自由縱橫了，不同的專業之間都隔著萬丈溝壑，一個即使再有現實意義的理論，若沒有合適的人將其與醫學實踐連繫起來，也只能被束之高閣。還好，這個理論並沒有被擱置太久。

1969年英國米德爾塞克斯郡的電子與音樂工業公司（Electric and Musical Industries Ltd，EMI）的戈弗雷・紐伯爾德・霍恩斯菲爾德（Godfrey Newbold Hounsfield，西元1919～2004年），根據科馬克的這一設想，研製出了世界上第一臺電腦X光斷層掃描器，即CT。到了1976年霍恩斯菲爾德最初的想法和應用CT進行臨床腦部掃描已經被很順利地實現。利用密度造影原理，將顱腦結構按不同密度劃分為不同的CT值，可明顯區分腦室、腦白質、腦灰質等不同結構；經靜脈注入造影劑後，可使腦瘤得到強化，顯示出清晰的輪廓及其周圍腦水腫。CT的出現使得過去診斷腦瘤所必需的氣腦及腦室造影大為減少，腦血管造影亦略有減少。CT檢查過程中，病人不會感到任何不適，只需仰面躺著，這就使得原本因病非常虛弱的人進行檢查成為可能。這一重大創新，將神經外科診斷與治療水準提高到前所未有的高度。1979年科馬克與霍恩斯菲爾德獲得了當年的諾貝爾生理學或醫學獎。

就在CT技術剛剛開始在臨床應用不久，另一項影像技術也在悄悄孕育。1952年的諾貝爾物理學獎授予了瑞士物理學家費利克斯・布洛赫（Felix Bloch，西元1905～1983年）和美國

物理學家愛德華·米爾斯·珀塞爾（Edward Mills Purcell，西元1912～1997年），因為他們二人分別獨立地發現了核磁共振現象，並將該原理用於生物實驗。核磁共振現象為成像技術提供了一種新思路，如果把物體置於磁場中，用適當的電磁波照射它，然後分析它釋放的電磁波就可以得知構成這一物體的原子核的位置和種類，據此可繪製出物體內部的精確立體影像。水是由氫和氧原子構成的，當氫原子核暴露於一個強磁場時，它的能量開始改變，在脈衝之後，當原子核回到先前的狀態時，一個共振波便被發射出來，這樣原子核震盪的微小變化就可以被探測到。透過先進的電腦程式，可以建立一個反映組織化學結構的3D影像。由於人體內各種不同組織的水和脂肪等有機物的含量不同，許多疾病會導致這種水分的變化，同一組織中正常與病變環境下質子的分布密度不同，因此對人體中氫原子分布狀態進行研究，以組織的二維三維高解析度影像加以顯示，這種變化恰好能在核磁共振影像中反映出來，這樣就可以觀察到身體內的組織和器官及其病變部位的變化。

如果把核磁共振成像技術用於人體內部結構的顯示，就可以獲得一種非常有價值的診斷工具，1972年美國化學家保羅·克里斯汀·勞特伯（Paul Christian Lauterbur，西元1929～2007年）發現如果在均勻磁場中疊加一個弱的梯度場，就可以使不同位置的質子共振頻率產生差異，並可據此獲得空間資訊，1973年3月16日《自然》（*Nature*）雜誌發表了勞特伯的設計思想和實

庫欣：神經外科的奠基人

驗結果，次年首次實現了對活體動物的核磁共振，做出了第一幅動物的肝臟影像。差不多在同一時期，英國物理學家彼得‧曼斯菲爾德（Peter Mansfield，西元 1933～）也獨立地想到了採用梯度場實現核磁共振的成像方案，並成功地對用石蠟隔開的固體物質進行了成像。此後，核磁共振技術在此基礎上快速發展起來，並於 1980 年代初應用於臨床。2003 年 10 月 6 日，瑞典卡羅林斯卡醫學院宣布，2003 年諾貝爾生理學或醫學獎授予勞特伯和曼斯菲爾德，以表彰他們在核磁共振成像技術領域的突破性成就。這項技術的發明用一種精確的非入侵的方法對人體內部器官進行成像，使得人類能夠清楚地看見自己體內的器官，為醫療和科學研究提供了非常便利的手段。核磁共振技術在神經外科疾病診斷中彌補了 CT 的不足，對腦血管疾病變特別是脊髓病變顯示了極大的優越性，由於其病變能從多方面建構影像，對當代神經外科高難手術入路設計提供很大的幫助。

回顧現代神經外科的創始過程，診斷方法從最初的臨床定位發展到放射造影，從 CT 與磁共振成像發展到今天的單光子發射斷層掃描、正電子發射斷層掃描、核磁共振血管造影技術、數位減影腦血管造影技術、CT 血管造影技術，神經外科的定位診斷基本上擺脫了侵襲性操作，減輕了病人負擔，診斷的準確性大為提高，從而為神經外科的發展提供了最堅實的保障。

如果將 1901 年因發現 X 光而獲得第一屆諾貝爾物理學獎的威廉‧康拉德‧倫琴（Wilhelm Conrad Röntgen，西元 1845～

1923 年)算上,那麼圍繞著神經外科的定位診斷技術就是有 7 人 4 次獲得諾貝爾獎。外科學的發展從來不是孤立的,它始終與基礎科學的發展緊密相關,進入 20 世紀以來尤其如此,這一點在神經外科發展過程中表現得最為顯著。

衝在第一線的自然是外科醫生,他們仍將繼續進步,突破,並在每次進入一個新的領域裡遇到新的困難,當這些困難不能得到解決,那麼專業發展的速度就將放緩,而一旦這類問題得到解決,就可能為整個醫學系統帶來意想不到的影響。庫欣、丹迪等大師的背影漸漸遠去,他們的後輩繼續沿著陡峭的曲線迤邐而行,1968 年瑞士神經外科學家馬赫穆特·加齊·亞薩吉爾(Mahmut Gazi Yaşargil,西元 1925～)首先展開在顯微鏡下進行手術操作,開創了纖維神經外科,使原來許多束手無策的腦深部的病變也難逃柳葉刀的圍剿。因為這一領域的貢獻,亞薩吉爾成為和庫欣、丹迪一樣偉大的神經外科醫生。

隨後介入手術、神經放射治療及立體定向放射治療等無創傷性的診療技術也開始衝擊傳統的神經外科各領域,無形的柳葉刀繼續攻城略地要讓有形的病變無可遁逃。

庫欣：神經外科的奠基人

剖心錄：東方的外科記憶

　　《心外傳奇》出版之後，曾有為數不少的讀者問我，為什麼這段歷史裡沒有中國人的身影呢？其實，中國心臟外科的故事也非常精彩，那是一段在戰火中開始的往事。

　　1942 年發生了很多事，烽煙在人類世界各處燃起，1 月 1 日以中蘇美英四國為首的 26 個參加對德義日軸心國作戰的國家，在華盛頓簽署《聯合國家宣言》，國際反法西斯統一戰線正式形成。國民政府則在 1939 年 12 月 9 日，也就是「九一八」事變後的第八年、「盧溝橋事變」的第二年才正式對日本宣戰。積貧積弱的中國，正經歷著一場關乎民族存亡的生死考驗……每當中國人回顧這段歷史的時候，注意力自然會首先集中在那場戰爭上。但無論何種特殊的歷史時期，戰爭都不可能是人類生活的全部，當抗日英雄的傳奇故事已為我們耳熟能詳之後，我們亦不妨將回望的視線注視一下戰場之外的英雄。

　　「民國二十九年十月六日下午八時四十分……」當張超昧（1912～2007 年）醫生的一篇文章於 1942 年在《中華醫學雜誌》上發表時，大概也未必會在中國引起多大轟動。只是當和平時代的我，無意間在故紙堆裡翻揀到這樣一篇文獻時，不免暗暗驚嘆，因為這是一篇關於心臟外傷手術成功救治的病例報告，

剖心錄：東方的外科記憶

原來我們在那麼早的時候，就已經可以在心臟上動刀了。時至今日，醫療問題仍為民眾最為關注的領域之一，但恐怕絕少有人知道，中國是怎樣在貧窮落後的基礎上逐步發展完善現代醫學體系的。羅馬並非一日建成，中國今日所擁有的現代醫學體系，也不是從天而降的，包括張超昧醫生，他不可能生來就是一個外科醫生，那麼，這一切都是如何發生的呢？

還是從抗戰伊始說起吧。1937年8月13日淞滬會戰爆發，很短的時間內，有限的醫院便住滿了傷兵。為救治重傷士兵，剛剛從廣東中山大學醫學院畢業兩年的外科醫生張超昧就積極投入醫療工作中去了，他夜以繼日地在醫院裡工作，將手術臺視為醫生的另一戰場。他說：「我不能到前線去與敵軍戰鬥，但我會盡最大的努力救治自己的同胞。」當此之時，國民政府意識到了延續教育火種的重要性，醫界人士亦不甘幾代人辛苦培育的醫學教育成果付諸東流，於是大批院校、醫院紛紛搬遷至遠離戰區的大後方。11月淞滬會戰結束，上海淪陷後，滿腔熱血的張超昧也隨江蘇醫學院一路輾轉西行。

張超昧等人抵達成都後，旋即被成都市立醫院任命為外科主任醫師。當時，作為大後方的成都，各家醫院裡均擠滿了從前線送來的重傷病員，可是由於沒有足夠數量的醫生，許多傷員得不到及時的救治。此時，部隊的醫院顯然更需要合格的外科醫師，一紙政令，要求張超昧赴黃埔軍校醫院，就任黃埔軍校醫院的外科主任（上校軍醫），專門從事部隊傷病員的救治工

作。可此時張醫師已經在市立醫院工作了，市立醫院怎肯輕易放人？於是，張醫師不得不分身兩處，一邊在黃埔軍校醫院救治從前線撤回來的傷兵，一邊在市立醫院救治地方上的傷員。

就在這個時期，年僅27歲的張超昧成功地救治了一名心臟受傷的軍人，在異常艱苦的歲月裡，為中國醫學現代化的發展，留下了值得紀念的一筆。這一手術，後來被視為中國心胸外科的開端。

那是1940年10月16日的晚上，一位河南沁陽縣籍的30歲軍人，因意外受辱而起殺身成仁之念。他用右手握住佩劍劍柄，將柄端頂在牆上，由前下方斜向後上方，將佩劍尖抵於胸腹部，身體猛烈向牆壁衝撞，但由於有衣服的阻擋，未能刺入。於是他第二次乾脆解開衣服，以同樣姿勢向胸部再刺，這一回刺進了十多公分，隨後即昏迷。其袍澤兄弟發現後，立即將其送入醫務所，但因其傷勢太重，醫務所僅迅速施以臨時包紮後，立即急送中央軍校軍醫院，當時已是晚上10點多。

這位曾參加過「八一三」上海戰役甚至還可能與日軍有過近距離肉搏[02]的軍人，究竟因何一時想不開非要求死已不可考，但他自裁時大概不會想到能遇上一位有起死回生本領的外科醫生，令他又活了過來。因為在當時，新醫學正式進入中國尚不過百餘年，本土的現代醫學教育也不過才幾十年，別說是普通人，就算是醫學界也沒有多少人意識到心臟受傷也是能以手術

---

[02] 病歷記載其曾在「八一三」上海戰役時左手背受輕微刺刀傷。

剖心錄：東方的外科記憶

救治的，但張超昧這位本土外科醫生，居然有膽識和能力實施這樣一次手術，實在令人稱奇。

經傷情評估之後，張超昧決定開胸手術，傷者於當晚 11 點左右被推入手術室，11 點 15 分麻醉開始（當時用的麻醉方式是乙醚麻醉），十分鐘後，手術開始。創口位於上腹部近胸骨劍突的右側邊緣，長約 2 公分，寬約 3 公釐，邊緣整齊。擴大創口後，可見搏動的心包（心臟之外的囊包），同時有鮮血溢出，以紗布吸乾血液後（年輕的外科醫生恐怕很難想像在沒有吸引器的情況，僅以紗布吸乾出血是個什麼情景），發現心包上的切口。醫生用兩把鑷子牽拉開傷口後，則有大量暗紅色血液噴薄而出，只得鬆開鑷子，讓心包的切口自行復位，再用紗布迅速壓迫止血，頃刻間，大塊紗布即浸滿鮮血，再加壓一塊紗布，還是如此。怎麼辦？照這樣下去，這位軍人恐怕很快就會殞命手術臺。國難當頭，每一位抗日將士都是國之棟梁，豈能這樣白白死掉？可完全看不到心臟的傷口在哪裡，怎麼止血呢？說時遲那時快，經過短暫的思忖之後，張又以鑷子將心包的創口向兩側拉開，並迅速以左手拇指及食指緊緊捏住噴血的心臟傷口，臨時止住了鮮血的噴湧，隨後右手握持針器，以腸線縫合左手所捏住的心臟傷口，共縫三針，放開左手手指，終於不再出血，心臟也能照常搏動。此時，張超昧才敢輕舒一口氣，抬頭與助手張思瑞和蘇永祜對視了一眼，再看心壁上所縫合的傷口，長約 2 公分，再以紗布吸乾手術區域的血液，以腸線三針

縫合心包上的創口，再次探查，確認心包以外再無其他傷口，才放心地逐層縫合關閉肌層及皮膚。手術完成時，是當夜的 12 點 20 分，手術全部用時 55 分鐘。

這位傷者在這次手術後的第十日就基本恢復了健康，又在醫院內休養到 11 月 30 日就順利出院了。這個病例後來被發表在《中華醫學雜誌》的第 28 卷第 2 期，直到多年以後（1982 年）蘭錫純教授在其編著的《心臟血管外科學》中還提到這一次手術，認為「這是中國心臟手術成功的第一例」。如果讀者朋友們知道一直到 1981 年時，中國心臟外傷救治才報導了 41 例（31 例治癒），就會更能理解那一次手術的價值所在了。張超昧因為這一手術名動中國外科界時年僅 27 歲，那麼一個如此年輕就已成就了輝煌一頁的外科醫生，後來又對中國心臟外科的發展做出過怎樣的貢獻？已經破冰開局的中國心臟外科又將如何在百廢待興的時代背景發展進步呢？

這些問題的揭示，勢必要涉及中國的現代醫學發展史，但在我們很多歷史書籍中，似乎只有政權更替王旗變幻，關乎億萬中華子民生老病死的醫學掌故，卻甚少被提及，歷史悠長繁雜，但醫學的歷史不應該是那個被忽略、被遺忘的側影。

人類雖有著共同的祖先，但也早就因為遷徙而散居在五洲，很多地區都獨立地發展出了本民族地區的醫學，中國自然也不例外。但進入近現代以來，除了古希臘這一醫學分支成功地進化為醫學科學從而成為世界主流醫學外，其他傳統醫學均已漸

次退出歷史舞臺。但這個過程卻是漫長而曲折的。尤其在中國這樣一個有著悠久歷史和醫學傳統的古老國家，這個過程更不可能一帆風順。

相傳，希臘的醫學之神阿斯克勒庇俄斯在人間行醫時，總是帶著盤繞著一條蛇的手杖，後世的人們就把蛇杖作為醫學的象徵。為世人所熟知的希波克拉底誓言，首句也是向這位傳說中的醫神致敬：「仰賴醫神阿波羅・阿斯克勒庇俄斯及天地諸神為證，鄙人敬謹直誓……」

據記載，早在漢唐時代西方醫學即已開始傳入中國，但由於當時西方的經濟文化和科學技術水準整體上還落後於中國，其醫療技術水準也與中國的半斤八兩，所以西方醫學對中國醫學的影響不大。在 16 世紀以後，西方進入了文化科技全面繁榮的時代，人體解剖學的建立，使西方醫學在理論層面有了很大發展。反觀中國，古老的醫學幾乎沒有實質的進步，在歐洲開闢新航道的熱潮的背景下，西方醫學對中國的滲入日漸加強。但由於當時的中國還是閉關自守的封建社會，相對封閉保守的中國文化科學體系及傳統醫學體系，使得僅僅初具科學雛形又仍充滿中古氣息的西方醫學仍難以撼動中華本土醫學的地位。近代以來，隨著源自於古希臘這一分支的傳統醫學成功地完成科學轉化之後，其他民族和地區的古老醫學再也沒有與之分庭抗禮的力量，被堅船利炮轟開國門的古老中國，也在這新一輪西學東漸的過程中逐漸見識到了新醫學的力量。

1940年的這個心臟手術的病例，因其在外科領域的開創性而得以載入中國醫學史。再往前數100年，《中國叢報》刊載的編號為6565的病歷被正式保存，乃是中國人的第一份病歷，病人的姓名當時被記錄為LinTsillset3，這個人，就是後來被稱為「中國開眼看世界第一人」的民族英雄林則徐。很少有人知道，在接納新醫學方面，林則徐也是中國第一人。林當時罹患的是腹股溝斜疝，一個如此隱祕部位的病，作為朝廷命官的欽差大臣也敢求治於洋人，由此也可以看出當時西醫在中國民間已經有了一定的影響。為林則徐治病的醫生，是來自美國的傳教士伯駕（Peter Parker，西元1804～1888年）。

　　西元1840年對中國人極具特殊意義，似乎是中華民族近代以來一切苦難深重的開端，我們兒時歷史課上的眼淚，怕是在提及這一年時就灑去了大半。但從正面的一面來說，這一年也是這片古老的土地汲取現代文明的開始，儘管在這一過程中充滿了人民無盡血淚與屈辱。而我們正是在這種血淚與屈辱中步履蹣跚地學習著西方的政治經濟制度與科技文化。蛇杖東傳的歷史，不過是這一學習過程中的一個縮影。畢竟拿著柳葉刀的洋人，並非純粹是為了到中國救死扶傷的，傳教士俾德爾（Beadle）曾寫道「欲在中國擴充商品銷路，最好的辦法是透過傳教士，醫藥是基督教的先鋒，而基督教又是推銷商品的先鋒，泰西大砲不能舉起中國門戶的一根橫木，而伯駕醫師的柳葉刀即大開其門」，這可算是帝國主義者毫不遮掩的大實話。

剖心錄：東方的外科記憶

基督教傳教士為落後的中國帶來了先進醫學是難以抹殺的史實，但其實傳教士從事醫療工作原為傳教開路，在中國辦醫院是希望用基督教喚醒沉睡的中國，只不過中國的老百姓在接受新醫學的過程中，雖然遵醫囑，聽勸告，欣然服藥，卻沒有多少人覺得應同時接受他們的基督教觀點。現實的中國更需要的顯然是傳教士的醫術而不是他們的上帝，更兼新醫學中固有的理性主義和科學主義等因素，被中國的知識分子階層吸收之後，又反過來形成了對宗教的有力抵制，這恐怕是伯駕等人始料未及的事。西方傳入的近代醫學對促進中國健康和衛生事業有顯著作用，這引起了清政府的關注，因此清廷也有意推動新醫學在中國的傳播。當傳教士們意識到相比於藉醫學來傳教，尚不如在中國傳播醫學這個目標更有意義，他們就徹底脫下法袍，換上白袍，與宗教使命做了切割。西元1886年上海成立了由傳教醫師成立的純學術團體「中國博醫會」，從此，基督教醫學傳教工作就漸行漸止，中國醫學也開始了現代化、專業化的偉大征程。

到了張超昧實施修補心臟手術的那一年，由伯駕建立於西元1835年的博濟醫院已治療病人200多萬，實施外科手術20多萬例，因此博濟醫院也被稱為中國的「西醫院之鼻祖」。伯駕的專長本為眼科，開業之初也以治療眼科疾病為主，但後來由於罹患各種疾病的求治者越來越多，伯駕無法通通拒絕，於是，逐漸在實踐中成長為一個真正的全科大夫。伯駕在中國的

行醫生涯中有多項首創,比如他在西元1847年將麻醉術介紹給中國,這距離美國人克勞福德‧威廉姆森‧朗第一次在喬治亞州傑克森郡使用乙醚進行麻醉手術僅僅5年,也就是說,中國醫學的現代化專業化發展歷程,從一開始就已融入了現代醫學的科學化發展脈絡之中。

在這所醫院裡曾走出過中國的第一位醫生——關韜(又叫關亞杜,Kwan A-to,西元1818～1874年),他曾服務於清軍,也是中國的第一代西式軍醫。張之洞曾有言:「西藝之醫,最於兵事有益,習武備者必宜講求。」所謂上有所好下必甚焉,中國民間在經過了最早的牴觸、懷疑和觀望之後,也逐漸認可了柳葉刀的神奇和西藥的速效,於是蛇杖東傳便水到渠成,後來竟落地生根反客為主,力壓中醫,亦在情理之中了。

但新醫學與中國傳統醫學畢竟是完全不同的兩個體系,蛇杖東傳的過程要跨越的可不僅是兩種醫學之間的裂隙,更是兩個文明之間的萬丈深淵。想想今天的醫療糾紛種種,在當年那種中西對抗、民眾普遍仇洋的歷史情境之下,與侵略者同一模樣的洋人,在替中國人做手術的時候,該是怎樣的如履薄冰、如臨深淵啊,一次不經意的失誤可能就是萬劫不復。這期間經歷了數不清的懷疑、試探、接納、融合、抵制、反駁、論戰,甚至流血衝突……堪比世間最複雜的物理過程與化學反應,關韜醫生的出現,只是這整個複雜過程的一個早期步驟。

關韜開創了中國人師從洋人學習新醫學的先河,他憑著自

己的勤奮與天賦，逐步使西醫為中國人所接受，促進了新醫學在中國的傳播。伯駕對關韜極為信任，在其回美國休假時，便讓關韜代為主持眼科醫局。關在當時是唯一能做外科手術的中國醫生，聲名遠播，其影響早已不限於廣州，甚至曾被邀請至千里之外的四川為總督施行白內障手術。

自關韜開始，西醫成為中國人也可以從事的一個行業，這樣的示範效應，對中國近代科技文化的發展影響深遠。因為早期中國學界不少人對來自西方的醫學是相當排斥的，比如清代學者俞正燮在初次接觸到事實上更精準的西方解剖學著作時，竟認為洋人與中土人結構不一樣：「中土人肺六葉，彼土四葉；中土人肝七葉，彼土三葉；中土人心七竅，彼土四竅」、「自言知識在腦不在心，蓋為人窮工極巧，而心竅不開，在彼國為常，在中國則為怪也」。再如守舊紳士葉德輝曾聲稱：「西人之論胞胎也，謂兒在母腹中其足向天，其頭向地，中國則自生民以來，男女向背端坐腹中，是知華夷之辨，即有先天人禽之分」。

這些在今天看起來顯然荒謬的說法，其實一直到現在也仍有衣缽傳人，關於中國人與西方人體質不同之類的說法時時不絕於耳。中華民族事實上是一個善於學習的族群，自古以來就有吸收外來先進文化的傳統，比如當西方數學、天文學等體系被引進中國之後，中國舊有的體系就自動隱退，任由其在中國發展，相關的中國理論也悉數成為歷史陳跡，但醫學的情況並

沒有循此先例，遠比其他學科的引進複雜得多。

關韜開時代新風氣之先，對於糾正中國傳統社會對西方文化的偏見，引入當時先進的近代西方科學文化有著非凡的意義。但這種師徒制的傳承畢竟不同於正規的醫學教育，關韜能在這種情形下成才，有極大的偶然性。手執柳葉刀的關韜能劃開夷夏之辨的帷幕，切除沉睡著的古老中國眼前的翳障嗎？

西元 1855 年因伯駕擔任美國駐華外交官，博濟醫院交由另一位美國傳教士醫生嘉約翰（John Glasgow Kerr，西元 1824～1901 年）掌管。嘉約翰本想在此大有所為，但孰料風雲變幻流年不利，西元 1856 年第二次鴉片戰爭爆發，博濟醫院被當地民眾焚毀。類似這種洋人的醫院被當地百姓焚毀的事件在當時時有發生，一切從廢墟中重建，幾乎等於從頭再來，而且對於苦心經營的嘉約翰來說，重建將不只是醫院，還有當地民眾對西醫、對洋人醫生的信任……但嘉約翰比伯駕更具有執著的傳道救世情懷，於西元 1859 年找到新址後，重建博濟醫院。儘管當時第二次鴉片戰爭的硝煙方散，當地民眾對侵略的仇恨未息，博濟醫院還是艱難地生存下來了，因為畢竟有許多窮人沒錢治病，或以「病急亂投醫」的心態冒險來試，治好了病，博濟醫院的名聲也就口口相傳開來。隨著醫院規模的擴大，就診的病人越來越多，人手不足的問題也就越來越明顯了，面對當時中國四億人口的醫學需求，區區幾個傳教士醫生和師傅帶徒弟的方式培養出來的醫生不過是杯水車薪。怎麼辦？培養人才，只

有系統化地訓練中國人,發展規範的醫學教育才是解決之道。西元 1866 年,嘉約翰在博濟醫院內設立博濟醫校[03],這是中國最早的教會醫科學校,其目標是培養中國本土的醫學人才。中國近代辦西醫醫校無疑始於嘉約翰,窺一斑而見全豹,由嘉約翰奠基的博濟醫校的辦學歷程,正是中國近代西醫醫校從無到有、從開端到發展的歷史縮影。

西醫科學進入中國,不僅帶來了一種新的治病方式,還帶來新的生命觀,甚至一度在中國知識分子階層催生了「醫學救國」的思潮,但同時也引起了中西方文化的激烈碰撞。沉穩老道的嘉約翰,在傳播以醫學為代表的西方科學文化過程中,面對來自舊中國本土文化的阻力,表現出了極其謹慎的態度。以人體解剖學為例,對於向來有鬼神崇拜信仰的大多數中國老百姓來說,沒有什麼比挖祖墳、損人屍體更感受辱的了,解剖先人的屍體更被視作大逆不道,社會對解剖教學反對聲音很大。身體髮膚,受之父母,不敢毀傷,孝之始也,最極端的是,有的人即使活著的時候被洋人做了手術,切除的腫瘤泡進甲醛做了標本,死後也要託付後人把腫瘤要回來一同下葬⋯⋯甚至就連近代洋務思想家、中國職業外交家的先驅郭嵩燾也認為西醫解剖太過殘酷,他曾感慨地說:「拙哉西醫!中國之良醫,亦能知

---

[03] 博濟醫校曾有過一位最有名的學生,孫逸仙。該校後來幾經整合與變遷,1957 年 3 月,為紀念孫中山先生,更名為中山醫學院,1985 年復更名為中山醫科大學,而博濟醫院也在幾經易名之後,現稱中山大學附屬第二醫院。
張超昧,張思瑞,蘇永祐。心臟創傷之探討 [J],1942。
蘭錫純。心臟血管外科學 [M],1985。

人之竅穴脈絡而萬無一失,然不必親驗諸死人,亦未嘗為此慘酷之事也,忍哉西人也!」作為開明的洋務派,尚作如是觀,普天之下的尋常百姓會持什麼態度,更是可想而知了,假如由「洋人」對中國人的屍身破肚開膛,則勢必會在中國社會激起事變。

本來在中國民間就有不少洋人挖中國人眼睛、偷小孩心肝的謠傳,在嘉約翰以前,確實有洋人因解剖中國人屍體而造成大規模暴動,並引發中外衝突。甚至直到1918年伍連德負責山西鼠疫防控時,也由於手下一位美國醫生取走了一位鼠疫死者的腎臟,而導致醫療隊的住所被焚燒,當地仇洋情緒驟起,鼠疫防控措施不能按計畫實施,結果,本可控制的鼠疫在山西全境大流行,造成16,000餘人枉死。事實上就是在西方,解剖學的發展也有頗為尷尬的歷史,因為早期屍體供應不足,竟導致掘墓盜屍成為一門生意,這自然會引起大眾與醫生之間的衝突,西元1788年在紐約、1824年在紐哈芬均發生過反對醫生和醫科學生的嚴重暴亂。殷鑑不遠,身在古老中國的「洋和尚」嘉約翰自然更是不敢輕舉妄動。可是,解剖向來被譽為醫學眾學科之冠,許多醫學教育均是圍繞該學科展開,解剖學的知識對理解健康和患病的身體的功能是必不可少的,因此嘉約翰一定要讓中國學生有機會見習解剖,最理想的當然是由中國教師來完成博濟醫校的第一次人體解剖的示教,選誰好呢?最後,嘉約翰選中了黃寬(西元1829～1878年)。

黃寬,字綽卿,號傑臣,廣東香山縣(今中山)東岸鄉人,

剖心錄：東方的外科記憶

出身於貧苦農民家庭，幼時曾在私塾讀書，後因家貧失學，西元 1840 年 3 月 13 日，黃寬求學於美國人塞繆爾・布朗（Samuel Brown，西元 1810～1880 年）主持的馬禮遜學堂（貧窮學生免收學費，還提供食宿、衣服與書籍）。西元 1846 年黃寬隨布朗夫婦去美國，就讀於麻薩諸塞州的孟松學校，這是中國教育史上的一個著名事件。一同赴美學習的還有黃勝、容閎，但黃勝因病退學歸國，未竟學業。容閎則於孟松學校畢業後又考取了耶魯大學，成為中國歷史上第一個留美畢業生，是中國留學生事業的先驅，因組織了第一批官費赴美留學幼童而被後人譽為「中國留學生之父」。

黃寬在孟松中學畢業後，於西元 1850 年轉赴英國，考入愛丁堡大學醫學院。愛丁堡大學建立於西元 1583 年，是英國最古老的 6 所大學之一，與牛津、劍橋大學齊名。其醫學院於西元 1726 年建立，是英國歷史最為悠久、最大的醫學院。19 世紀中葉，愛丁堡大學的醫學教育仍是世界醫學教育界的翹楚，湧現出一批世界著名的醫學家，如完善外科無菌術的外科醫生李斯特即畢業於此。黃寬在愛丁堡醫學院學習期間品學兼優，西元 1855 年在其畢業儀式上，愛丁堡大學的著名醫學家、婦產科教授辛普森（James Young Simpson）發表演講時特別提到：「在你們當中，黃寬作為一位值得稱道和謙遜的學生，贏得了高度評價。他所獲得的獎勵與榮耀為我們帶來希望。我相信，作為畢業於歐洲大學的第一位中國人，他將成為西方世界醫學藝術與

科學的代表，將在他的國人之中產生重要的影響，我確信，我們大家 —— 所有的教授們和畢業生們都對他未來的職業和貢獻充滿期望，他將返回他遙遠的祖國，不僅是作為一位醫生，也是作為一位醫學傳教士。」

黃寬畢業後先在外科醫院做過幾個月的教授助手，同時還做過一段時間的病理學和解剖學研究，西元 1856 年 8 月初離開英國，經歷了 166 天的航行之後，於西元 1857 年 1 月回到香港行醫。

次年黃寬赴廣州，接辦合信[04]（Benjamin Hobson）創辦的惠愛醫院。西元 1866 年他辭去惠愛醫院職務，自立門戶繼續行醫，同時協助博濟醫院診療和教學。黃寬醫術精湛，尤善外科，被時人稱為好望角以東最負盛名的優秀外科醫師。

西元 1867 年，嘉約翰向黃寬提出希望他為博濟醫校的首次解剖實驗執刀，黃寬自然倍感壓力之重，廣州雖是長期開放之地，但屍體解剖畢竟要觸犯中國人傳統文化的核心禁忌。對此，從小生活在鄉下的黃寬豈能不知？但黃寬亦深知解剖對於中國科學事業意義重大，是醫學科學研究的基礎，對國人屍體的解剖研究，關乎中國新醫學教育、研究與醫療水準的提高。於是

---

[04] 合信在蛇杖東傳的過程中，也是一位舉足輕重的人物，合信來華後，深感中醫「不明臟腑血脈之奧」，於解剖學茫然無知，他認為這是中醫的最大缺陷之一，因此他首先譯介解剖學知識。《全體新論》（西元 1851 年）是一部解剖學概要，先論骨骼，次述韌帶、肌肉，再及大腦、神經系統和五官，然後論臟腑，對血液循環有重點介紹，最後論及泌尿器官等。全書簡明扼要、圖文並茂。《全體新論》刊行後，「遠近翕然稱之，購者不憚重價」。

剖心錄：東方的外科記憶

他只是稍作躊躇便決定應嘉約翰之邀親自操刀，毅然開始進行人體解剖科學實驗。這是西方醫校在中國進行解剖教學較早的一次紀錄，屬開科學風氣之先。

西元 1878 年黃寬患背癰，但仍堅持出診為一位駐華英國領事的夫人接產，家人因其病重再三勸阻，黃寬也深知自己病重，但還是堅持要去。他說：「吾疽縱劇，只殞一人，婦人難產，必戕二命，豈能以愛惜一己而棄兩命於不顧耶？」最終領事夫人安全產下嬰兒，母子平安，黃寬自己卻病情加劇，最終救治無效，與世長辭，終年 49 歲。這對剛剛起步的中國西醫學界來說，真是莫大的損失。嘉約翰評價黃寬時說：「黃寬稱得上是中英文化交流的一個象徵，也是展現中英人民之間友誼的典範。」容閎在《西學東漸》中這樣評價黃寬：「黃寬之才學，遂成為好望角以東最負盛名之良外科。繼復寓粵，事業益勝，聲譽益隆。旅粵西人歡迎黃寬，較之歡迎歐美醫士有加，積資亦富。於西元 1879 年逝世，中西人士臨弔者無不悼惜。蓋其品行純篤，富有熱忱，故遺愛在，不僅醫術工也。」

雖然嘉約翰在中國行醫期間，也沒有忘記自己負有的傳教使命。然而，嘉約翰是對中國人最友善、最不抱行醫傳教目的的傳教士醫師。除了為爭取中國的醫療資源而高調呼籲，涉足包括政界在內的各界外，他一般行事低調，替中國人實實在在地辦事、行醫。他主張醫學傳教士應以醫學救治病人、造福百姓為目的，認為以醫學救治世人，就表現醫學傳教的精神。這與

同時代及此前教會和醫學傳教士奉行行醫就是為傳教服務的主張，完全不同。嘉約翰在博濟醫院奉獻了40年之久，直到西元1899年卸任，共診治病人74萬人次，割治大小病症48,918次，在中國培養西醫大夫150人，編譯西醫、西藥書籍34種……1901年逝世於廣州，香港報章對他致以極高的評價：「在華南傳教士中，事業之光大，宣告之崇高，未有如嘉醫師者也，他深受中國民眾之愛戴，是以殯葬之日，執紼者數以千計。」

在後人看來，歷史的發展似乎確有規律，前進的方向亦頗為明確，這也許跟大多數人僅僅被勝利者灌輸了重構之後的歷史有關，可對於歷史上的當局者、當事人來說，也是如此嗎？我們今天享受到了蛇杖東傳的成果，可最初洋人的目的究竟為何？為傳播基督教思想謀取本國利益也好，為實現個人理想與救世情懷的人生價值也罷，我們且不管當初西方列強到底出於什麼樣的動機，總之，這一簇醫學科學的薪火，終於輾轉傳至中國，並漸成燎原之勢。至民國成立之前，中國境內已有可達到高等教育水準的新式醫學院校12所，據估計西醫畢業生約為600多人，到1933年中國境內已有醫學院校28所，僅當年的在校生就已達3,655人——新醫學的力量像滾雪球一樣越滾越大，中國本土西醫力量快速崛起。但在當時「自西學東漸，國人之習醫者頗多，唯散處四方，不相聞問，既乏團結之力，復無切磋之機。」因此，在1915年2月5日，由伍連德、顏福慶等人發起，30多位中國醫生在上海集會，宣布成立中華醫學會。

剖心錄：東方的外科記憶

建立之初的中華醫學會其宗旨包括鞏固醫家交誼、尊重醫德醫權、普及醫學衛生、連繫華洋醫界。它的出現，為中國醫學事業的發展，發揮了正向的作用。同年 11 月，《中華醫學雜誌》在上海創刊。該雜誌有中英文兩個版本，1922 年其英文版開始與國外醫學雜誌交換。

1932 年 4 月中華醫學會與前述成立於西元 1886 年的中國博醫會舉行聯席會議，宣布兩會合併，仍稱為中華醫學會。此時，西醫在中國的基督教色彩已越來越淡。至此，傳說中古老的蛇杖扎根中國，此後則根深蒂固日益壯大。1949 年以後，中華醫學會也將蛇杖置於會徽的正中，以昭示其不忘中國現代醫學的傳統與淵源。

1942 年，《中華醫學雜誌》第 28 卷第 2 期刊載了署名為張超昧、張思瑞、蘇永祐，題名為〈心臟創傷之探討〉的文章，但這篇對中國醫學界有代表性意義的文章，在世界上卻未引起太大重視，因為作為心臟外科發展尖端的美國，此時已經有醫生連續為 100 多位受傷士兵取出心臟彈片全部存活的紀錄了，在歐洲第一次縫合心臟外傷更是早在西元 1896 年就完成了（當時張超昧還沒有出生呢），人家實在是無須訝異這一手術。1942 年的中國，尚處於民族存亡的危急時刻，落後，是全方位的，但在此種困難的情形之下，中國的外科醫生沒有放棄努力，仍然咬牙奮起直追、迎頭趕上，這已足以令後人感到驕傲和自豪。不過遺憾的是，自這個手術之後，張超昧似乎就在中國心臟外科

的發展史上杳無聲跡了,雖然他後來的人生經歷,亦不乏傳奇色彩,但已經和中國心臟外科的發展關係不大。心臟外科的歷史,沒能繼續給予他機會綻放光彩,但大業自有後來人,蛇杖既已傳至東土,新生的中國西醫力量將要在這片最古老的土地上,開拓心臟外科這一最富現代醫學特色的宏圖偉業。

如果說張超昧救治心臟外傷的創舉是中國心臟外科事業的序幕的話,那麼隨後吳英愷實施的中國首例動脈導管未閉的結紮手術就可以被視為中國心臟外科的正式開端。

1910年5月8日,吳英愷出生於遼寧省新民縣,父親教書,祖母多病。在長期目睹家人請各位醫生為祖母看病的過程中,童年的吳英愷就立志也要成為一名醫生。1923年,吳英愷的長兄吳執中考入瀋陽小河沿醫科大學,這對吳英愷來說自然是極大的鼓舞。1927年,17歲的吳英愷未及高中畢業就考入了小河沿醫科大學,中國現代醫學領域一代宗師的人生傳奇,就此展開。

小河沿醫科大學始建於1912年,建立者是蘇格蘭基督教會青年醫生杜高·克里斯蒂(Dugald Christie,西元1855～1936年),醫學院屬英式教育規格,學制6年,吳入學時,所在班級18人,到畢業時僅剩7人,可見當時教學管理之嚴格。

1933年吳英愷來到北京協和醫院,原本在東北老家自視甚高的洋學生,到了這裡卻一下成了土包子。協和醫院的氣派和工作的緊張,都讓年輕的吳英愷留下極深刻的印象,在其晚年

所著的回憶錄中他做了如下紀錄:「醫生個個白衣筆挺,皮鞋光亮,尤其是那些專家教授和外國護理督導員,個個威風凜凜,令人望而生畏。」

當時作為實習大夫的吳英愷,所享受的待遇即使在今天看來也是非常優厚的,24小時有服務生,每日三餐,菜品豐盛,下午4點和晚上11點還有兩次點心,夏天供應冰淇淋,宿舍大樓有娛樂室,院內有五個網球場⋯⋯與之相應的,其工作任務也是緊張而繁重的,是實打實的24小時負責制,住院醫生,真的是住在醫院。這樣的辛苦於吳英愷卻甘之如飴,曾為夢想奮鬥打拚過的朋友們都應有過這種緊張忙碌而又滿懷希冀的日子,理性主義者的青春,本來不就應該是這個樣子嗎?

只可惜,天有不測風雲,旦夕禍福殊難預料,剛剛在協和工作不到3個月,吳就被發現肺部有活動性肺結核,按照當時協和的規定,工作的前3個月算試用期,中間無論因為何種原因出了差池不能繼續工作,一律開除。這要是換作別人,一朝夢碎不消說,一命嗚呼也是極有可能的,那個年代,肺結核還是令人談之色變的白色瘟疫,根本無藥可治。

不幸中的萬幸,吳英愷的生命中遇到了當時的科主任是哈羅德・H・婁克斯(Harold H. Loucks),就在這不到3個月的時間裡,吳的表現就贏得了婁克斯的賞識。慧眼識珠的伯樂認定吳是難得的外科人才,非但沒有按照慣例開除他,還把吳英愷送到了西山福壽嶺同仁療養院療養,吳英愷經過9個月的療養,

居然躲過了死神的鐮刀，重返協和，重執柳葉刀。

1941年，吳英愷赴美進修胸外科，在美期間，他的進取精神和精湛醫術也獲得了美國專家的認可。1943年秋，進修即將期滿，美日已正式交戰，當時中美屬於盟國，中國在美的技術人員可以選擇歸國或在美就業。當時，美國的葛蘭姆教授誠意想挽留吳英愷，他認真地對吳英愷說：「中美是盟國，你在這裡工作也是對日本侵略的抵抗，你將有很好的前途。」但吳英愷卻謝絕了教授的挽留：「謝謝您，尊敬的教授，當自己的國家遭受別國侵略的時刻，國內迫切需要像我這樣的人，我怎能久居國外呢？」

1944年，回到祖國的吳英愷在重慶參與建立中央醫院，並任外科主任，時年34歲。就在這一年，吳英愷即實施了中國第一例動脈導管未閉的結紮手術，為這一次手術紀錄繪製術中情況的是當時作為住院醫生的張天惠，病人是一位20歲的男性。這一手術被視為中國心臟外科的先聲，距美國人羅伯特·愛德華·格羅斯（Robert Edward Gross，西元1905～1988年）的開創性手術僅6年。1943年4月吳英愷歸國之前與格羅斯曾有過一面之緣，格羅斯將1938年以來關於動脈導管未閉的論文單行本送給了吳英愷。

1946年6月吳英愷到天津參加籌建天津中央醫院，於1947年主持完成中國第一例慢性心包炎心包切除術。1948年吳英愷重返協和，兩年後，婁克斯返回美國，吳英愷則接棒成為外科

主任,此為協和醫院建院以來第一名由中國人擔任的最年輕的外科主任。

1956年吳英愷在北京黑山扈創辦了胸科醫院,1958年秋該院遷至北京阜成門外,此即中國醫學科學院阜外醫院。如今的阜外醫院早已是中國心血管病專科醫院中的翹楚,其心臟外科更是連續數年在復旦大學的最佳專科醫院評比中蟬聯第一。

中國心臟外科的發展過程異常艱苦,若非前輩們打下堅實的基礎,就絕無可能有今日的成就,吳英愷無疑是重要的奠基人之一,另一位與其齊名的是黃家駟,此二公被北美的胸腔外科同行並稱為中國心胸外科的「南黃北吳」。

黃家駟,1906年生於江西省玉山縣,少年時代聰穎過人,1924年就以同等學力考入了門禁森嚴的北京協和醫學院;1930年獲燕京大學理學學士學位;1933年獲醫學博士學位,受聘於協和醫院任住院醫師;1935年就職於國立上海醫學院;1937年「八一三」事件發生後,黃家駟任上海醫學院醫療隊的副隊長,籌建傷兵醫院。上海淪陷後,上海醫學院內遷昆明,不願做亡國奴的黃家駟亦隨之輾轉至昆明。1940年黃家駟參加了雲南昆明舉行的清華大學庚子賠款留美考試,考取了20個名額當中唯一的一個醫學名額,於1941年赴美國密西根大學醫學院學習。1945年黃家駟回國推展胸腔外科的工作,至1952年,上海醫學院胸腔外科的病床已增加至96張,此地因而成為提供醫療服務、培養專科人才、發展研究的基地。他的許多學生在此成

才，為中國各地區胸心外科事業做出了貢獻，其中的石美鑫醫生，後來成為中國心臟外科最重要的先驅之一。1957年，黃家駟與蘭錫純、顧愷時籌建了上海胸科醫院，這是繼吳英愷在北京黑山扈創辦胸科醫院之後，中國第二個胸心外科專科醫院，黃家駟任首任院長。1958年，黃家駟被調至北京任中國醫學科學院院長兼協和醫科大學校長，並復建了協和胸腔外科。

上海與北京這兩座最重要的城市，也是中國心臟外科發展進步的橋頭堡，最早期的諸多進步均與這兩座城市有關。

1953年3月2日，石美鑫在上海第一醫學院附屬中山醫院實施了第一例B-T分流手術。這個手術在今天看來已不值得大驚小怪，但在當年卻因其開創性的意義而極具震撼力，甚至直到3年之後的又一次同類手術，新華社亦予報導，茲抄錄如下：

（1956-04-22 00:00:00）

新華社上海21日電　上海第一醫學院系統外科教研組副主任石美鑫在20日為一個小孩進行了一種複雜的胸腔外科手術。這種疾病在醫學上叫「法洛氏四重症」，石美鑫根據醫學文獻採用「鎖骨下動脈同肺動脈吻合術」來治療這種疾病。這一天，他在一百五十分鐘的時間內完成了這兩根深藏在胸腔內部的動脈接合手術。手術施行結束以後，這個小孩的皮膚的紫色就開始減退，血壓、脈搏都很正常。石美鑫在上海第一醫學院擔任教學和醫療工作已經十三年。在胸腔外科專家黃家駟教授領導下，他和教研組其他教師一起，從1946年開始到現在，共進行

剖心錄：東方的外科記憶

了各種胸腔外科手術兩千次以上。石美鑫在一天中最多施行過三次大手術。他對另一種先天性心臟病——動脈導管未閉症，創造了利用普通繡花針縫合導管，再切斷導管的治療方法，治癒率達到100%，而且不會復發。

據說讓石美鑫決心挑戰這一手術的緣由是一次美國友人的演講。在1945年抗戰勝利後的一天，善後救濟總署委派胸腔外科專家萊奧·埃洛瑟（Leo Eloesser）教授來到歌樂山講學，在介紹當時世界心胸外科新進展時講到了「B-T分流手術」，在場的石美鑫深深地為這個精巧的手術沉迷，從那天起，他便決心要用掌握這樣先進的手術，為國爭光。胸心外科先驅埃洛瑟是一個類似白求恩（Henry Norman Bethune）的人物，他在「二戰」後期來華援助，上海的王一山前輩也曾跟他學過兩年外科。1991年，也就是在中國首次B-T分流手術後的第38年，那位當年接受石美鑫手術的病人已經51歲了，為表達謝意，特地與石美鑫教授在中山醫院留下一張合照。

今天的外科醫生似乎已很難想像石美鑫等前輩們在63年前實施這一手術時所需要面對的困難，國際社會對中國的禁運封鎖，使必要的醫療器械都難以獲得，否則又何至於要手動拗彎繡花針呢……就是在如此複雜艱苦的環境下，那些可敬的先驅，硬是憑著過人的智慧和火熱的熱情在一窮二白的中國創造了一個又一個令後人驚嘆不已的醫學奇蹟。

1957年，石美鑫推展低溫下麻醉心內直視手術的動物實驗

研究工作，獲得滿意效果。當石美鑫感覺已經有把握發展臨床試驗時，恰好有一位 21 歲的歸國華僑學生前來求治，他叫葉任誠，罹患心房中隔缺損，經評估後，石決定採用低溫下麻醉心內直視手術的方法修補該缺損。這一天是 1958 年 4 月 10 日，當時參加手術的醫生有石美鑫、萬德星、林尚清、凌宏琛等，在應用低溫麻醉下，石美鑫打開了葉任誠的心臟，用時 7 分 15 秒就把那個心房中隔缺損縫合修補完畢，整個手術 3 小時完成。手術結束後 4 小時，病人就逐漸清醒，心臟情況較手術以前有顯著好轉。這是中國第一例直視下修補心房中隔缺損的手術，距離美國同行首次完成該手術僅僅 6 年！但此時，美國外科界已逐漸掌握了使用人工心肺機進行體外循環的心內直視手術技術，可心肺機在當時是不可能被運進中國的，對於心外科如此關鍵的一步，中國人是如何邁出去的呢？

是有人帶回一臺……

帶回心肺機的人是蘇鴻熙，他出生於 1915 年 1 月 30 日，在他出生後的第六天，中華醫學會在上海宣布成立，這位中華醫學會的同齡人後來為中國心臟外科的發展做出了極大貢獻。1943 年蘇鴻熙畢業於南京國立中央大學醫學院，畢業後即赴軍醫署一流動野戰醫院工作，1944 年 7 月徵調期滿回醫學院報到。1944 年 8 月至 1949 年 7 月間在中央大學醫學院接受外科訓練，曾跟隨董秉奇主任工作學習，受益良多。1949 年蘇鴻熙取道海路赴美國學習。在美學習的日子倏忽而過，他先後在芝加哥

剖心錄：東方的外科記憶

西北大學附屬醫院及伊利諾大學醫院進修了麻醉及心胸血管外科。並在學習期間結識了他後來的終身伴侶傑妮。

1953年當約翰・希舍姆・吉本（John Heysham Gibbon，西元1903～1973年）那次石破天驚的首例體外循環下心內直視手術臨床應用成功後，蘇鴻熙敏感地意識到，這將是外科史上的重大事件，一定要掌握這項技術向國內引進。於是，已經有了較好胸腔外科基礎的他，開始有意重點學習這方面的技術。繼吉本之後，明尼蘇達大學的克拉倫斯・沃爾頓・李拉海（Clarence Walton Lillehei，西元1918～1999年）和梅約醫學中心的約翰・韋伯斯特・柯克林（John Webster Kirklin，西元1917～2004年）均已開始研究使用心肺機進行心臟手術，蘇鴻熙先後在這兩處遊學，並悄悄購置了心肺機打算在時機成熟時帶回中國。

朝鮮戰場上的烽火方歇，中美兩國的政府關係也跌到了谷底，從蛇杖東傳開始，到協和、湘雅等醫院的建立，以至於中國心外科的開創發展，都與美國的幫助有莫大關係，但這樣兩個國家，卻在「二戰」結束後的朝鮮半島上又開始一段殘酷的廝殺。戰場之外，手術臺邊又是另一個隱形戰線，一邊是黃家駟等人成立的醫療隊，另一邊是美國的心胸外科先驅勞師遠征，這兩邊戰士的戰鬥自然是分外激烈，兩方醫務人員的較量實際上也是兩國醫療水準的比拚，中國的外科醫生，在血與火中淬鍊成長。在如此緊張的兩國關係中，中國學者想回國都並非易事，更不要說還想攜帶笨重的心肺機了。

1956 年 9 月 15 日，蘇鴻熙和傑妮舉行了婚禮，也就是從這一天起，他和妻子開始實施重返中國的計畫。這對恩愛夫妻的歸國之旅頗費周折，甚至一度遭到美國聯邦調查局的監視和調查，蘇鴻熙巧妙地與他們周旋，最後終於以赴歐洲旅遊為名取得了離美簽證，帶著心肺機繞道歐洲輾轉返回中國。

　　回國後蘇鴻熙選擇了第四軍醫大學附屬醫院，按當時的國家規定，歸國人員的回國路費全部由國家補發，所購儀器設備費用亦由官方補償，但蘇鴻熙說：「這些特權我不要，我回來是報效國家而不是做買賣的。」

　　1957 年 6 月上旬，蘇鴻熙應黑山扈胸科醫院邀請赴會交流經驗，在會上作了「體外循環綜述」等報告，會後又做了兩次動物體外循環實驗，一次是在北京協和醫院，一次是在黑山扈胸科醫院——這次是為負責科學研究的領導者看的，以期得到他們的支持，早日進口相關設備。

　　返回西安後，蘇鴻熙帶領團隊很快推展動物實驗，團隊成立之初，大家對體外循環這項技術幾乎一無所知，在蘇鴻熙的帶領下，大家邊實踐邊學習，並透過對體外循環血流動力學、病理生理生化改變及心肌保護等研究，熟練技術操作，總結經驗教訓。為了進一步提高實驗動物長期存活率，蘇鴻熙帶領研究組成員白天進行動物實驗，夜間蹲守狗房，嚴密觀察術後變化及時進行治療。每一例死亡動物都必須進行屍體解剖。有一次，可能是工作人員偷懶，實驗犬未做解剖就埋了，蘇鴻熙知

道後非常生氣,要求他們把死犬隻從土裡扒出來,仔細完成屍檢後才算罷休。整個團隊為此付出了辛勤的勞動,最終使實驗動物的長期存活率達到了76%。此時,過渡到臨床應用已成為可能。

動物實驗告一段落之後,又經過充分論證和計畫安排,1958年6月26日,蘇鴻熙團隊決定實施中國第一例體外循環下室間隔修補手術。接受這次手術的是一個年滿6歲的男孩劉金生,他從1歲起就發現患有心室間隔缺損。但在當時的中國根本無法醫治,這個孩子能活多久,只能看運氣了,蘇鴻熙團隊的研究為劉金生的新生帶來了難得的機會,對於家長來說,原本必死的結局既然有可能改寫,他們自然沒有拒絕的道理。這次家人帶劉金生進入醫院,經過兒科、內科、放射科等醫生仔細檢查,決定應用當時最新的醫學科學研究成果——體外循環,打開心臟進行修補手術。整個手術團隊除了施行這項手術的主刀蘇鴻熙外,還有他的第一助手藺崇甲講師、麻醉醫師史譽吾、內科主任牟善初、兒科代理主任酈清以及相關各科醫生、護士等17人。

當天上午9點,蘇鴻熙打開劉金生的胸腔,但此時一個意想不到的情況發生了,在剛剛完成右心房的插管時,患兒突然出現了抽搐。此時術者開始緊張起來,就此放棄的話,就要與這次首例體外循環手術失之交臂,繼續操作又不知是否會引起腦部併發症,好在10點53分體外循環開始工作時,抽搐停止。

患兒的心肺功能暫時由機器替代，當時應用的體外循環裝置即為蘇鴻熙從美國帶回的手動血液幫浦和鼓泡式氧合器，蘇鴻熙教授等僅用了 20 分鐘時間，就將心臟缺損修補完畢。到 11 點 27 分體外循環停止工作。劉金生醒來，神志清醒，面容自然。經過心電圖、心肺 X 光等檢查，男孩的心律正常、血壓平穩、呼吸脈搏很好。手術後第二天，他就要喝牛奶、吃冰棒，還喝了半杯雞湯。隨後的恢復過程很順利，患兒最後康復出院。

原來患兒抽搐是由於初夏較高的室溫（當時尚無冷氣）和厚重的手術被單導致的發熱引起的，雖是一場虛驚，也反映出當時的檢測技術和設備條件較差，劉金生在這樣的情形下也頑強地闖過了手術和術後恢復的關卡，實在是幸運之至。這個手術的成功，極大地鼓舞了當時正在心臟外科領域艱難探索的同行，校方收到了不少賀電賀信，此消息一經發表，一下成了 40 多家報紙的頭條。1998 年，吳英愷院士在中國首例體外循環手術 40 週年紀念會上寄來書面發言：「以蘇教授為首的心臟外科於 1958 年 6 月成功地完成了首例體外循環下心內直視手術，這在中國心臟外科發展史上是一次具有里程碑意義的成就，有了體外循環這個基本條件，心臟外科才得以安全地在直視下進行細微可靠的技術操作，許多先天性、後天性心血管病才有了根治的可能。」

星火可以燎原，星火也不只西安這一處，僅僅在這次成功的手術之後不到一個月，上海就又「放了一顆衛星」。

剖心錄：東方的外科記憶

1958年7月12日上海胸科醫院的顧愷時成功地實施了體外循環下心內直視右心室流出道狹窄切開糾治術。重要的是，這臺鼓泡式人工心肺機是國產的，先於蘇、德、英、日、法等國而創製。只要對中國歷史稍有涉獵的人就應知道，1958年的中國政治經濟條件是什麼樣，而我們的先驅居然在如此落後的情況下完成這樣的創舉，實在令後人欽佩。

顧愷時，1913年1月出生於江蘇啟東醫學世家，其父顧南群畢業於日本愛知醫學專門學校，歸國後創辦南洋醫院與南洋醫科專門學校。受家庭影響，顧愷時於1931年考入國立上海醫學院。畢業後，他先後在中山、華山醫院從醫，後到南洋醫院任職。1947年赴美國梅約醫學中心研修外科，1948年轉入哈佛大學麻省醫院進修，師從史威特（R. Sweet）教授。1949年顧婉拒導師的請留，毅然回國，起初任南洋醫院院長，1955年12月30日，顧愷時經醫院董事會同意，向國家提出醫院改公立申請。1956年2月，醫院改為公立，後改名盧灣區中心醫院。1957年起顧愷時任上海市胸科醫院副院長兼胸外科主任。

上任之初他就走訪了上海醫療器械廠，提出建議，雙方合作研製人工心肺機，但在當時，既沒有資料又沒有樣機可借鑑，這一切談何容易？他與鄧振秋工程師一起思索與推敲著機器的雛形，精心籌劃，步步推進，終於在1957年9月製造出第一臺人工心肺機。但實驗條件異常艱苦，連實驗需要的氧氣瓶也無卡車運送，不得已時，甚至需要顧愷時帶著兩個數百斤重的

氧氣瓶，坐在三輪車上送到離醫院 5 公里外的動物實驗室。起初階段的動物實驗出師不利，10 隻實驗用狗經體外循環手術之後相繼死去……把機器的垂屏式氧合器改為鼓泡式氧合器，實驗犬隻還是不斷死在手術臺上。後來顧愷時發現許多纖維蛋白沉積在人工心肺機的管道上，堵塞了動物心肺等重要的微小血管，他立即和助手們一起研製出了一個效能良好的不鏽鋼過濾器，纖維蛋白被濾掉了，實驗狗的微小血管保持了暢通。一年多來前後經過 3 次大修改，又 63 次動物實驗，才獲得了實驗動物長期存活的成果，實驗獲得了成功。

1958 年 7 月 12 日，12 歲的患兒顧永貞，在上海胸科醫院接受了體外循環下心內直視右心室流出道狹窄切開糾治術，這臺心肺機首次臨床應用獲得成功，承受住了考驗。

1959 年又一款垂屏式氧合器與滾軸幫浦結合的靜立國產心肺機投入臨床使用，這款機器此前已經過 1 年多 191 次的動物實驗，1959 年 9 月 21 日上海中山醫院開始第一次臨床應用，為一個 11 歲患先天性心臟病的男孩陳平秋成功地施行了直視心臟內手術。在隨後的 10 個星期裡，經體外循環直視修補的 11 例手術病人，有 9 例獲得存活。使用這一裝置，石美鑫團隊於 1959 年 12 月行法洛氏四重症根治手術。

至此，中國心臟外科開始步入正軌，到 1959 年底，在 30 家醫院裡，已實施心內直視下的手術上百例，其中大部分是在上海和北京實施的。在當時，體外循環是中國醫學科學重點研究

項目之一，上海無疑是這一領域的研究重鎮，僅上海市參加這項研究工作的單位就有市立第一人民醫院、廣慈醫院（現瑞金醫院）、第二軍醫大學附屬醫院、胸科醫院、中山醫院、仁濟醫院、上海醫療器械廠等。

往事悠悠，當今天的人們回望 1958 年之後的那幾年，有誰知道，有那麼一群醫生在這樣複雜的政治環境、落後的工業和經濟背景下，還做著這樣一番艱苦的探索，路上不但困難重重，還要時時承受各方面的壓力。以中國體外循環設備研究先驅葉椿秀的回憶為例，他們當時為了測定動物機體氧耗與流量、轉速與流量的關係，以及測定機器的穩定性，共計進行了 400 餘隻狗的實驗，這 400 餘隻狗在今天似乎不值得大驚小怪，但正值當時的年月，自然要遭到反浪費的批判，又兼當時的社會環境，倘若上面的領導者稍一軟弱，沒有頂住壓力給予支持，研究小組的命運就很難說了。1961 年，上海醫療器械廠試製的 40 餘臺上海 II 型心肺機進入市場後很快就銷售一空，1964 年，上海 II 型心肺機在全國工業新產品展覽會上獲輕工部一等獎。

除上海外，另一心臟外科的重鎮自然是北京。1957 年，在吳英愷的領導下，成立體外循環籌備組，外科醫生李平、麻醉科徐守春、生理科張琪與協和修理廠張承先工程師合作研製體外循環機，經過 200 多次動物實驗，這臺裝置於 1959 年底投入使用，11 月 25 日為一位 5 歲室間隔缺損女孩成功進行手術。但

他們很快就換為上海製造的心肺機了。到1964年4月，他們已在阜外醫院完成了145例體外循環手術。回顧這一段歷史，心臟手術從常溫、低溫至體外循環，每一步都凝聚著老一輩醫學科學家如吳英愷、尚德延等的辛勤勞動和創造性的工作。由於相關人員的共同努力，阜外醫院當時的心臟外科水準和國際先進國家差距不大。

1960年代，正值世界心臟外科技術更新最快，死亡率逐步下降的關鍵時期。從以上的敘述中我們不難發現，即使在中國被國際社會封鎖的不利條件下，中國的醫學先驅還是在艱苦的環境下披荊斬棘，為心臟外科的發展建設打下了堅實的基礎。只可惜，正當要迎頭趕上心外科最先進的技術水準的當口，因受到整體環境變動的影響，醫療體系發展遇上重大阻礙。在那幾年間，心臟外科手術幾乎全面停擺，原本剛要起步的心臟外科因此陷入停滯的低潮期。

《中華外科雜誌》從1966～1976年停刊了10年，此階段臨床和實驗無任何記載，猶如江河斷流。心臟外科在理論、實踐和器械上均與先進國家的醫療水準拉開了很大距離。當時阜外醫院的圖書館被關閉，院長吳英愷被分配打掃廁所，病房由工人領導，護理員一夜之間當上了麻醉醫生，麻醉醫生也捲入了混亂的局面，配膳員領導醫療工作，年輕的外科醫生兼任配膳員與夜班護士。此期間黃家駟也面臨審查與嚴格限制，與學生們一起被調往外地。其弟子錢中希長年奉獻邊疆，在艱困環境

中於戈壁灘上建立起心胸外科。然而在當時的特殊時期，他亦遭受不當對待，連住房也被占用⋯⋯

其他醫療機構的情況也好不到哪裡去，比如曾完成中國第一例心臟手術的張超昧也受到衝擊，被責令離開臨床，打掃廁所，到檢驗科洗瓶子。在我們繼續後面的講述之前，似乎應重提一下張超昧這個後來幾近缺席中國醫學史的人物，為什麼在這段激動人心的心臟外科創業階段我們看不到張超昧的影子？

在那次開創性的手術之後，張超昧看到中國缺醫少藥，於是自籌經費創辦了一所外科醫院。建院初期經費拮据，張超昧租用浙江同鄉的房子，直至 1946 年，醫院初步建成。這時，醫院只收外科病人，故名中華外科專科醫院。1948 年醫院大樓落成，增設內科、婦產科、五官科，同時更名為「中華醫院」。1950 年張超昧帶著家人回到杭州，由於張超昧會多國語言如拉丁語、希臘語，尤其擅長英語和德語，被浙江醫科大學聘請為外科副教授。但沒過多久，張超昧被帶回四川，因一些莫名的罪名而入獄。中華醫院所在的洋房亦被沒收，成了成都市衛生局的辦公用房。1956 年張超昧才回到杭州，1961 年 12 月張超昧到杭州紅會醫院外科工作，由於他的特殊經歷，他不能上手術臺去開刀救治病人，只被安排在門診看診。1966 年張超昧受到更嚴重的衝擊⋯⋯直到 64 歲，張超昧才回到外科做門診醫生，老兵歸來，卻已不能在外科的戰場上再當先鋒了。

大時代的洪流，裹挾著小人物的命運激盪，張超昧不過是那個時代的縮影，雖然他未能充分發揮其學識，沒能在心臟外科領域繼續有所貢獻，是他個人的悲劇，但所幸，這個民族、這片土地還有那麼多志士仁人，否則醫學事業絕不會是今天的樣子。

　　直到 1970 年代初期，醫療界的秩序開始恢復正常，北京、上海、西安、廣州、瀋陽等地的幾家醫院重新開始實施心臟外科手術。我們且以小兒先心病外科的發展歷程為例，管中窺豹，重現那段歷史。

　　1964 年，上海第二醫學院附屬新華醫院的丁文祥（兒外）和劉薇廷（心內）領導成立小兒先心病診治小組，當年年底，購進上海 I 型心肺機，並在葉椿秀醫生的指導下開始動物實驗，當時的參考資料僅有蘭錫純教授主編的《心臟血管外科學》。1965 年夏天，利用上海 I 型心肺機，由蘇肇伉負責體外循環灌注，在仁濟醫院王一山醫生的指導下，丁文祥在上海新華醫院為一名 6 歲室間隔缺損肺動脈高壓的患兒完成了修補手術，到 1965 年底，他們共完成兒童心內直視手術 4 例。

　　自 1966 年後，這個小組也被迫解散，連小兒外科也被取消，併入了成人外科。兒外的手術室被貼了封條，但已經熱愛上心臟外科的丁文祥、蘇肇伉卻捨不得設備被毀，他們將上海 I 型心肺機清洗拆散包裝，悄悄藏至隱蔽的倉庫，此時的造反派革命熱情正熾，根本無心處理這些「資產階級」的設備。丁

文祥在當年還算不上「反動學術權威」，但也被質疑浪費國家財產，他當然不認這個指控，「是你們不讓我做心臟外科，如果讓我做，這些設備早就繼續用起來了！」丁文祥和蘇肇伉每隔幾個月就去察看一下那些寶貝設備，在那荒唐的歲月裡，他們是否堅信小兒心臟外科一定會有出頭之日東山再起？

1970年代，形勢漸漸明朗，衛生部通知新華醫院：有2名阿爾巴尼亞兒外科醫生要來進修。拿著「尚方寶劍」，丁文祥順水推舟要求重建小兒外科，同時提請重新考慮復活小兒心臟外科。當時中國大部分先心病孩子都難以得到救治，僅能靠有限的藥物暫時維持生命，但這絕非長久之計，有很多甚至來不及診斷就離開了人世，不准做小兒心臟外科，不就是等於拋掉這些先心病孩子的命嗎？

隨後，小兒外科復活了。丁文祥的目標明確地聚焦於在國際上已經成功推展的嬰幼兒先心病的診治，但以當時的國情，進口必要的設備仍屬不可能，因此丁文祥等在1973年進行5歲以上兒童心內直視手術時用的還是上海II型心肺機。但這種機型，只有兩個血幫浦，無論幫浦管、每轉搏出量及龐大的轉碟氧合器容量和血液過濾器的網眼及容量等，均使整機預充量達到兩、三千毫升，大大超過了小兒全身的血容量，且兩個血幫浦也不能滿足複雜先心病矯治手術的需求。因此，這種機型顯然不適應推展嬰幼兒心臟外科的需求，而西方國家此時仍不准高科技產品輸出到中國。當時已恢復心臟外科事業的單位，對先

心病的救治也僅限於大年齡組兒童，但那些病情最為危重的罹患先心病小嬰兒根本就活不了太久，難道就看著這些確診為先心病的小嬰兒一步步走向死亡？活人豈能讓尿憋死，丁文祥決定自己設計製造適合小兒心臟手術的人工心肺機！

當時新華醫院的院長是曾裕豐，黨委書記是王立本，他們都很支持丁文祥的想法。現在看來，這一決定是極富遠見的，倘若任由這項事業繼續擱淺下去，不知有多少患兒將枉死，這項技術哪怕早成熟一年，就會有多少患兒獲救啊！對於後人來說，歷史上死於某種疾病的患兒無非是冰冷的資料，但對於當時身在其中的人們來說，每一個死去的患兒背後，都是一個心碎的家庭，前輩殫精竭慮的努力，正是要儘早終止這些悲劇。

丁文祥畢竟只是一個醫生，研製心肺機這麼複雜的工程實施起來必然需要合適的夥伴，他選擇的合作單位是上海電錶廠。提到為什麼不跟已有相當經驗的上海醫療器械廠合作這個問題時，丁文祥回憶到，那是因為近水樓臺。電錶廠就在新華醫院對面，而且為了這個計畫，該廠的廠長王樹梅專門成立了以工程師徐仁禾為首的突破瓶頸小組，該小組心無旁騖，只為完成這個計畫服務，熱情的廠方對此亦分文不取。這些都是難得的優勢，不方便的地方就是無論工程師還是工人，原本對心肺機都一無所知，這就需要由丁文祥從頭教起。

正是熱情燃燒的歲月，丁文祥帶領團隊從整體布局、材料選用、電機功率確定、幫浦管材料和口徑、血液變溫方式、氧

合轉碟直徑片數及氧合面積都進行了詳細的計算，以適應不同範圍體重患兒的使用。但丁文祥並非工科出身，他不會畫標準的工業設計圖，只能是先畫草圖，製成樣機之後再調整，最後再由工程師畫正式的設計圖製造機器。就這樣，根據原上海I型和II型心肺機的實物、國外商品廣告，丁文祥、蘇肇伉兩位醫生與上海電錶廠以徐仁禾工程師為首的模具工廠合作研製出了中國第一臺小兒人工心肺機。1974年5月23日此型心肺機輔助完成了中國第一例嬰幼兒室間隔缺損的修補，開創了中國嬰幼兒心內直視手術的先河。此後，又經過改型，使該機在十多家兒童醫院得到推廣應用，為中國早期進行小兒心臟外科手術發揮了關鍵性的作用。

技術的進步使外科醫生們已不再滿足僅僅糾治較簡單的先心病，挑戰複雜先心病已成為可能，1977年阜外醫院郭加強等人報導了1,775例「法洛氏四重症」的根治性手術，死亡率3.4%；1978年瀋陽軍區總醫院的汪曾煒團隊報導了82例「法洛氏四重症」的根治性手術，死亡2例，死亡率為2.4%；1978年，廣東省人民醫院報導了「法洛氏四重症」糾治術37例，死亡率10.1%；1983年上海第二醫科大學附屬新華醫院丁文祥等人完成了122例「法洛氏四重症」的手術，死亡率為5.9%⋯⋯如果這些數字在今天看起來並不那麼令人稱奇的話，對比此前的一組數字大家就會理解當年獲得的成績有多麼不容易了──阜外醫院在1959年到1979年間法洛氏四重症根治術的死亡率

為32%。死亡率下降的背後是無盡的汗水和失敗，以瀋陽軍區總醫院的汪曾煒團隊為例，1970年代初，為攻克「法洛氏四重症」這種嚴重的紫紺型先天性心臟病，他反覆研究心臟標本，分析和驗證手術失敗的原因，學習文獻上百篇，選擇最佳手術方案，經過無數次動物實驗、資料分析和上百次手術實踐，才使「法洛氏四重症」的手術死亡率明顯下降，在攻克「法洛氏四重症」的競爭中拔得頭籌。為了方便進行屍檢，當年有不少醫院的病理科就與太平間僅一牆之隔，這些無聲的屍體以自己的死向這些心臟外科的開拓者們指明了正確的方向，為後來的病人開闢了一條生之路。

除因經驗不足導致的手術失敗外，在心臟直視手術發展初期，也發生過因對體外循環工作的不重視而造成的重大事故。1979年的夏天，在南方的一家醫院手術室裡，有一位先天性心臟病病人正在接受體外循環下的右心室流出道狹窄解除手術，當體外循環轉流到18分鐘時，突然發現動脈幫浦管破裂，破裂口約1公分，大量鮮血自破口噴出，情況十分緊急。由於灌注師缺乏經驗，沒有及時停機和更換幫浦管，使大量空氣吸入幫浦管而進入病人動脈系統，造成病人廣泛氣栓，術後病人即處於深度昏迷之中，經會診決定進行高壓氧艙治療。結果，非但病人最終宣告不治，更悲劇的是在高壓氧艙中伴隨病人一起進入的麻醉科護士長沈傑，也因重度高壓氧艙反應，最終死於減壓病，且先於病人死亡。

剖心錄：東方的外科記憶

一次事故，醫患俱亡，如此重大的事件，使所有人再也不敢輕視體外循環工作，相關的工作制度及預防意外的措施先後制定，這次意外的案例及隨後形成的制度在1980年的一次全國會議上與同行分享，受到參會醫生的一致重視，這樣必要的交流幫助了正在起步階段的同道，使他們能夠未雨綢繆、防患於未然。

1981年丁文祥帶領上海市嬰幼兒心臟外科代表團去日本訪問，參觀了東京兒童醫院、大阪國家心血管中心的嬰幼兒深低溫停循環技術，此時赫然發現日本已經開始使用膜肺來做氧合，難怪中國在做嬰幼兒深低溫停循環轉流手術時死亡率那麼高，看來解決之道就在膜肺！1981年上海市人工膜肺研製組成立，成員包括復旦大學化學系王教授（姓名不詳）、鄭開泰老師，上海第一結核病院丁嘉安醫生，上海第二醫大新華醫院丁文祥、蘇肇伉、劉錦紛醫生。經過一年多的探索，他們終於研製出「聚丙烯中空纖維膜肺」，並將膜肺透過動物實驗過渡到臨床應用，獲得了與國外相同的效果，深低溫技術也隨之在中國國內推廣普及。從此，中國成為繼美國、日本之後又一個能自主生產人工膜肺的國家。不過遺憾的是，後來中國國內市場被國外器械迅速占領。

1986年11月，在中國第一次召開胸心外科的國際學術會議，柯克林與李拉海等國際知名的專家差不多都到了現場，中國同行在幾乎封閉的情況下做出的成績讓國際同道非常震撼。

柯克林在會議的閉幕式上做了總結,建議中國醫生思考為重症心臟病進行手術的死亡原因,術後處理是否恰當,臨別前,他對前來送行的蘇鴻熙醫生說:「我現在對中國同道很欽佩,你們在那麼簡陋而艱難的條件下,做出這麼好的成績,不容易啊!」

在對外交流合作中,尤以上海與世界健康基金會〔簡稱世健會,Project HOPE(Health Opportunity for People Everywhere)〕合作建立小兒心臟病診治培訓中心的事件最具典範意義。

世健會由威廉・沃爾什(William Walsh)醫生在 1958 年建立,其宗旨是組織美國的醫學專家把美國先進的醫療技術傳播到開發中國家的億萬人民中去。這個建議得到了美國前總統艾森豪(Dwight David Eisenhower)的讚揚和支持,將一艘曾參加第二次世界大戰的美軍軍艦贈送給了基金會,改為醫療船並命名為希望號,向世界各國人民傳授知識,提供醫療服務。至 1974 年希望號退役,世健會改在陸地上執行計畫,其總部設在美國維吉尼亞州密爾伍德市。1980 年代,沃爾什先生受邀訪問中國,在中國他發現還有大量未獲手術治療的先天性心臟病患兒,便希望幫助中國培訓先天性心臟病外科醫生及相關人員,類似的計畫,他們在 1970 年代已經在波蘭有過成功的經驗,隨後沃爾什的兩個兒子小威廉・沃爾什(William Walsh Jr.)及約翰・沃爾什(John Walsh)投入了許多精力來促成此事。

1983 年,在世健會的協調下,著名心外科醫生威廉・諾伍德(Willim Norwood)及小兒心臟病醫生史蒂夫・桑德斯(Steve

Sanders)、約翰·墨菲（John Murphy）來到中國上海新華醫院，丁文祥驕傲地向他們展示了自己設計的手術器械和設備。約翰·沃爾什被中國人在如此艱苦的條件下所做出的成績感動了，當即表示與丁文祥簽3年合約，幫助新華醫院發展小兒先天性心臟病的外科治療計畫，為醫院裝備心臟手術室、加護病房，並由美國波士頓兒童醫院負責技術支援及醫護人員的培訓等。隨後，心臟外科醫生理查·A·喬納斯（Richard A·Jonas）再次率團隊訪問，開始了最初的合作，臨行前，諾伍德叮囑喬納斯帶上所有的東西⋯⋯喬納斯在一篇回憶文章中描述了1983年丁文祥進行心臟手術的情形：沒有即時的電子心電監護，沒有自動血壓檢測，沒有氧氣瓶（只有氧氣袋），手術室距離病房又有一段不近的距離⋯⋯不要說當時的美國人看到這種情形之下還在努力進行心臟手術拯救患兒的中國同行會感到震驚，就是今天的我們似乎也很難想像前輩們居然是在如此落後的條件下艱苦創業的。

1989年，由於眾所周知的原因，中美兩國的關係跌到了冰點。當喬納斯團隊被勸說終止對上海的援助時，喬納斯認為，中國的患兒和中國的同行需要我們，這是首要的，至於政治的問題，應交由政客們去解決。這一年秋天，喬納斯團隊還是再次來到了上海。1998年6月，首家中外合作醫院——上海兒童醫學中心正式落成，丁文祥任首任院長。

1999年，上海兒童醫學中心成立的次年即完成心臟手術717

例,與此同時,上海兒童醫學中心也積極協助其他醫院發展先心外科工作,極大加快了中國先心外科的普及和提高。此階段的中國心臟外科經過了20餘年的奮鬥,也已逐漸恢復了元氣,逐步縮小了與世界先進水準的差距。較有代表性的事件包括:1990年丁文祥等成功地為一名出生僅27天的大動脈錯位症患兒施行了大動脈轉換術;2000年南京市兒童醫院谷興琳醫生等成功地完成1例少兒(13歲)心臟移植手術,這是國內小兒外科的首例;2007年青島兒童心臟中心邢泉生首次報告經胸微創封堵膜周部室間隔缺損臨床應用成功,這是由中國學者發起和主導的先心病治療技術。2011年德國慕尼黑心臟中心克里斯蒂安·F·施賴伯(Christian F. Schreiber)成功完成歐洲第1例室間隔缺損經胸微創封堵手術,2012年俄羅斯梅沙爾金心臟中心的亞歷山大·Y·奧梅爾奇科(Alexander Y. Omelchko)醫生完成了俄羅斯第1例手術,此後這項技術在歐洲一些國家發展起來。

回望這一段歷史,從蛇杖東傳,到現代醫學逐漸在中國落地生根,中國心臟外科的先驅們歷經無數艱難曲折,終於使這一專業發展壯大以至成熟。眾所周知,在醫學領域,大部分技術的推廣路徑都自西方向東方,但在心臟外科領域甚至出現了經胸微創封堵這項技術自東向西的反哺,儘管目前這項技術尚缺乏多中心大樣本的研究結論,但中國人以敢為天下先的勇氣在先天性心臟病治療領域為中國同行爭得了一定的話語權,縱使將來對此項技術有不盡如人意的評價,曾經的探索亦將是中

國醫學界可貴的財富。關於中國先心外科,我們的講述即將告一段落,但對於有志於在世界舞臺上一展身手的中國外科醫生來說,好戲也許才剛剛開始。

外科騙術與行騙者的真相

故事講到這裡，彷彿外科史上都是一些專注於解決人類病痛的偉大醫生，其實，醫學群體的成分向來就非常複雜，除了篳路藍縷以啟山林的主流奮鬥者外，有些江湖醫生也一度混跡其中，以柳葉刀攪起過陣陣濁流，其中有這麼一位最著名的騙子，居然差一點就當上了美國的州長。

一、緣起

1939 年 3 月 22 日，在德州的一個法庭上，著名醫生、社會活動家、慈善家、千萬富翁約翰‧布林克利（John Romulus Brinkley，後改名為約翰‧理查 John Richard Brinkley，生於西元 1885 年，卒於 1942 年）訴《美國醫學會雜誌》（*Journal of the American Medical Association*）編輯莫里斯‧菲什伯恩（Morris Fishbein）博士誹謗一案開庭。

法庭的聽眾席裡坐滿了自發而來的支持布林克利的人，對於這場官司，布林克利看起來是志在必得，其律師團隊堪稱豪華，足有五人之多，論財力、論民意支持，布林克利都明顯占

優。相比之下，被告一邊的菲什伯恩團隊的陣容就顯得寒酸許多，除一位律師而外，就只有區區幾位醫學專家作為證人，當天的法官是羅伯特‧J. 麥克米倫（Robert J. Macmillan）。

看起來，布林克利與菲什伯恩似乎都屬於醫學界，可他們之間到底有什麼難解的恩怨一定要撕破臉皮訴諸公堂呢？

二、小試身手

在很多醫學故事中，為了突出主角的光輝形象，寫作者往往都會在史料中再為主角尋找一位旗鼓相當的對手。按照一般的劇情安排，這個對手通常會被讀者視為故事中的大反派，他代表的是頑固保守的傳統勢力，他們扼殺醫學創新，或因時代局限，其觀點或主張會阻礙醫學進步，但他們本身在醫學領域裡也都有相當重大的貢獻，並不是真正意義上的壞人。

比如在塞麥爾維斯的故事裡，反對其洗手主張的人當中，就包括著名的魏爾肖（Rudolf Carl Virchow），就醫學史上的貢獻而言，作為細胞病理學之父的魏爾肖顯然遠在塞麥爾維斯之上，他僅僅是在洗手這個問題上一葉障目了。

但我這回講的故事裡的「反派」，卻與之前所有的反派都非常不同。

故事要從 1917 年講起。

那一年，布林克利攜妻子米妮・特莉莎・瓊斯 (Minnie Telitha Jones) 來到堪薩斯州的一個荒涼小鎮米爾福德 (Milford)，當時，這對夫婦大概還沒料到，這座沉寂的小鎮將會因為他們的到來被寫入醫學史和堪薩斯州的地方史。

他們在這個小鎮買了一個農場，同時開了一個診所。由於布林克利待人溫和、診療細心，很快就在鎮民中累積了良好的口碑。

如果日子就這麼平平淡淡地過下去，布林克利大概就像當時所有開小診所的人一樣默默無聞，但某一天一個名叫斯蒂斯沃思 (Stitsworth) 的農夫來到布林克利的診所訴苦，原來他結婚16年了還沒有孩子，他說自己那方面也不行。

面對這樣的難言之隱，布林克利據實以告，沒轍，現代醫學還沒有找到解決這類問題的辦法。

病人很失望，說：「我要是能像一頭公羊那樣有力氣交配就好了，要不你把公羊的睪丸移植給我算了。」

本來說者無意，但聽者有心，布林克利接話說道，那也不是不可以。

100年前那個年代，正是內分泌研究方興未艾之時，一位俄裔法國醫生賽爾日・沃羅諾夫 (Serge Voronoff) 曾把猿的睪丸移植到一位歐吉桑身上，據說這會增強該男子的雄性氣概。

既然已經有先驅做過這樣的嘗試，也許這真的就是一個解

決病人痛苦的方案呢。

於是,在斯蒂斯沃思支付了 150 美元的酬勞之後,布林克利將一隻叫比利(Billy)的山羊的睪丸,「移植」到了這位勇敢病人的陰囊裡。

這一番操作之後,病人的身體會發生何種變化,布林克利的心裡其實相當沒底,敢邁出這樣一步,與其說他是基於可靠的科學原理或前人的啟發,不如說是他本性當中賭徒心理的成分占了上風,人類歷史上各個領域中的成功者都不乏具有這種賭徒心理的人。

這一次,布林克利將自己未來的命運拴在了斯蒂斯沃思的下半身上,當然,也算拴在了斯蒂斯沃思老婆的子宮上。

也許是老天眷顧吧,10 個月後,斯蒂斯沃思夫婦居然真的生了一個健健康康的大胖兒子,為了感謝那隻獻出睪丸的山羊,斯蒂斯沃思替這個寶貝兒子取名為比利,真不知道孩子他媽在偶爾想到這兒子的來歷時心理陰影面積有多大。

這次「成功」的手術讓布林克利在米爾福德小鎮上名聲大噪,要知道千百年來性功能障礙一直是相當多男人的噩夢,解決這個問題的歷史,簡直就是男性智商稅的歷史。

既然斯蒂斯沃思敢第一個嘗試,那麼自然就會有第二個第三個,一不做二不休,布林克利把心一橫,乾脆來者不拒,將診所的治療重點轉移到男人的下半身上,將那個手術的收費提高

到 750 美元。

僅憑著最初的口口相傳，布林克利的名氣就越過小鎮越傳越遠。越來越多的外地人來到這裡求治，昔日荒涼的小鎮也逐漸變得熱鬧繁榮起來。

所謂人怕出名豬怕肥，成名以後的布林克利很快被一家媒體給盯上了，1922 年，《洛杉磯時報》老闆哈利·錢德勒（Harry Chandler）找到布林克利，讓他替報社的一位有難言之隱的編輯做這個手術，如果手術成功，就在報紙上寫文章幫他揚名，如果失敗，那估計就有他好果子吃了。

人世間的有些成功，百年之後回頭看，會覺得非常不可思議，這又是一次決定布林克利命運前途的手術，結果這一手術也讓那位編輯覺得自己雄風重振了。

錢德勒沒有食言，在《洛杉磯時報》發文章盛讚他為回春妙手，這一次與媒體的合作，讓布林克利的事業和聲望都更上了一層樓，他的野心也逐漸膨脹起來了。

在見識過媒體對醫療事業的助力之後，1923 年他建立了一家廣播電臺名叫 KFKB（Kansas First, Kansas Best，KFKB），意為「堪薩斯第一，堪薩斯最好」，其功率為 5,000 瓦，訊號可涵蓋美國全境。

至此，布林克利的身分除了成名的小鎮外科醫生之外，還需要增加一個頭銜了──無線電廣播先驅，因為 KFKB 是當時

美國的第四家電臺。這家電臺很快就成為全美國人民最喜歡的電臺。

在這家電臺,他為聽眾們帶來了各種他們此前未曾想像到過的娛樂,為兒童講睡前故事,向年輕人播放流行音樂,有人認為他是第一個真正把美國鄉村民謠推廣到整個國家的人。

當然醉翁之意不在酒,他用這些娛樂節目來吸引並留住聽眾,終極目的還是為了幫自己的診所打廣告。

不知各位讀者有沒有聽過午夜廣播裡那些讓人臉紅耳熱的醫療節目,其實那些都是布林克利玩剩下的。

你想想,一個受大眾喜歡的電臺,直接大談兩性的隱私,這對一向保守的美國社會來說是多大的衝擊?那些美國傻老爺們怎麼能扛得住呢?

於是有難言之隱的人們紛紛來到小鎮排隊等著接受山羊睪丸移植手術。

最初,很多病人還自帶山羊,後來布林克利乾脆自己養山羊,病人手術前,自己挑一頭最喜歡的山羊提供睪丸。

隨著山羊睪丸移植事業的風生水起,有好事者發現,布林克利的山羊數量怎麼不見減少呢?

布林克利當然知道風起於青萍之末的道理,但他又如何能堵住大眾的悠悠之口?

他在尋找一個機會讓人們相信所有對他的攻擊和抹黑都是不實之詞。

與此同時，布林克利一生中最重要的敵手莫里斯・菲什伯恩出現了，作為《美國醫學會雜誌》的編輯，菲什伯恩寫了大量揭露布林克利騙局的文章，非但如此，他還促成了醫學界與聯邦無線電委員會（Federal Radio Commission）的聯手，1930年，這兩個行業協會特地為布林克利舉行了兩場聽證會。

在這兩場聽證會上，面對欲置其於死地的攻擊和指責，布林克利毫無懼色，口若懸河雄辯滔滔。畢竟他要捍衛自己來之不易的事業根基，反正在場的大部分人都是支持自己的病人和聽眾。他甚至還打悲情牌，拿歷史上塞麥爾維斯的洗手預防產褥熱來舉例，試圖說明自己是像塞麥爾維斯一樣的醫學領域的創新者，眼下正在面臨被主流醫學界人士的聯合絞殺。

聽證會上那些支持他的發言，那些所謂的親測有效的例證，如果本文完全忠實地轉述，基本上能夠導致這篇文章因宣揚色情而被檢舉，所以各位暗自體會一下就好。

兩場聽證會結束之後，聽眾們都以為他們愛戴的布林克利勝券在握了，結果他的行醫執照和廣播執照雙雙被堪薩斯州拿下。

如日中天的事業，忽然遭遇如此重創，換別人肯定就從此一蹶不振了，可布林克利並非等閒之輩，隨後他就發起了一場令人瞠目結舌的絕地反擊。

他宣布，他要以獨立候選人的身分，參與堪薩斯州州長的競選。

我們今天在電影電視上所熟悉的那種候選人的各種宣傳方式，有很多都始於布林克利，比如他首創了用大卡車搭載大喇叭去各地巡迴播放他的演說，他還向傳奇飛行員林白（Charles Lindbergh）借來了飛機，在堪薩斯州各地飛來飛去進行拉票演講，宣傳他的施政主張，他向選民們許下了很多美好但並不實際的口號。

他的這些行動，引起了那些競爭者的注意，真要輸給這麼一匹政壇黑馬，這些資深政客們的老臉可往哪裡擱？

他們發現，許多布林克利的支持者都是連拼寫都不太會的大老粗，於是他們臨時修改了計票的標準，即如果選票上把參選者的名字給拼錯了，那麼這種選票就算作廢。

投票結束後，僅計票工作就耗費了12天，這是堪薩斯州史上從未有過的情況。最後，有56,000張支持布林克利的選票因拼寫錯誤被作廢（比如有的選票僅寫了醫生一詞，儘管所有人都知道這張票是投給誰的，但還是把這類選票作廢了），結果是布林克利獲得了186,770張選票，而他的對手則獲得了216,766張選票，後者僅以微弱優勢獲勝。

很顯然，那幫菁英政客不講武德，使用了卑鄙的作弊手段，偷襲了更受選民愛戴的布林克利，一顆尚未升起的政壇新星，就這樣惜敗於一場陽謀。

美國從未有過拼寫錯誤就作廢選票的法律規定，可一旦要讓這麼一位狂人當選了州長，後果也真是不堪設想。

三、東山再起

這一場競選隨後帶來了兩個影響，其一是布林克利的許多醜聞被對手們挖個徹底，其惡果將在隨後的數年中慢慢展現出來；其二是墨西哥政府邀請布林克利來墨西哥建立一家更大規模的電臺。

其實，布林克利一開始就沒看上州長這份工作，因為當時州長的年薪僅 12,000 美元，他的診所一週就能賺這麼多，他的目的是圍魏救趙，希望保住自己的事業。當他在事實上被堪薩斯州驅逐之後，忽然發現鄰國墨西哥拋來了橄欖枝，希望他重建電臺，他自然不能放過這樣一根救命稻草。

於是他在 1932 年把家搬到了與墨西哥接壤的德州德爾里奧（Del Rio）小鎮，不但在墨西哥建立了一個規模更大的廣播站（功率 100 萬瓦，訊號涵蓋 17 個國家），取名為 XERA，還在德州復建了醫療機構。

經過數年的苦心經營，他的員工已達上千人，還在阿肯色州建立了兩家小醫院，在德州的聖胡安也建了分院。

他的醫療機構的診療範圍不再僅局限於難言之隱，而是擴

大到了許多常見病。

在山羊睪丸移植治療陽痿的基礎上，他還對治療方式進行了更新升級，推出了一種用於注射的藥劑1020，宣稱這種注射可以達到與移植山羊睪丸同等的醫療效果，而且還避免了手術的痛苦。

正像許多大發不義之財的富翁一樣，布林克利也熱衷於慈善事業，比如他捐款為德爾里奧小鎮建立了第一家圖書館。

自堪薩斯州出走以後，布林克利的財富和社會聲望在德州達到了巔峰。他擁有一座宮殿般的豪宅，還有私人遊艇和飛機，這在大蕭條時期的美國顯得非常顯眼，全美國沒有任何一位醫生能有這般財富。

但他也知道，繁榮的背後危險無處不在，他的對手們從未放棄過扳倒他的努力，在某一次旅遊中，布林克利竟然非常意外地與老對手菲什伯恩狹路相逢，當然，他們沒有向對方打招呼。

不能繼續坐以待斃了，布林克利認為，為了保護自己的商業帝國，這一次他要先下手為強，直接起訴菲什伯恩誹謗，希望可以透過這樣一場官司一舉剷除對手，從此高枕無憂。

但他顯然是被自己事業的龐大成功沖昏了頭腦，高估了自己的能量。

四、大廈將傾

當年的堪薩斯州競選留下的隱患之一,就是布林克利早幾年前的醜聞通通被挖出來了,大家應該還記得馬克吐溫(Mark Twain)的小說《競選州長》(*Running for Governor*),在那個虛構的故事裡,競選者沒有的醜聞都可能被對手炮製出來,更別說布林克利這種人了,哪能禁得起大眾在放大鏡下的觀摩呢?

原來,布林克利從沒有過正經的醫學學歷,他的學位證書是他花了 100 美元在一家不入流的醫學院買來的。在他公開的妻子瓊斯之前,他還有過一段婚姻,與那位妻子一起生育過三女一男,他們還在跑江湖賣假藥時被抓入獄過。而他本人的出身也極其不光彩,他是他父親和合法妻子的姪女的私生子。在長大以後宣稱自己是醫生之前,他只是電報接線員。

當時的美國,醫學教育還相當不具規範,阿貓阿狗都能自稱醫生,醫藥領域的法律也極其不完善,正是這樣一個生機勃勃而又雜亂無章的社會環境,給了布林克利這樣狡詐的冒險家成功的機會。

布林克利絕對想不到,他主動發起的訴訟,最後卻變成了一個對作為原告的他的既往罪惡的大起底,作為證人的醫學專家們以滴水不漏的邏輯和證據駁斥了布林克利的所有謊言,列舉了大量被他的醫療機構耽擱病情的案例,而那些經過山羊睪丸移植自覺病情改善的情形,只不過是安慰劑效應的結果。

外科騙術與行騙者的真相

布林克利根本沒有能力完成真正意義上的睪丸移植，因為這個操作需要完成睪丸血供的重建，還要完成輸精管的吻合，從未受過顯微外科訓練的他，怎麼可能有這樣的技術？他只是把部分山羊的睪丸組織植入了病人陰囊的空隙，但即使這樣的操作，也仍然可能引起強烈的排斥反應或者感染，所以也有人懷疑他事實上僅僅是幫病人的陰囊上切了一個口。

多年以後，一位美國醫生對部分接受過所謂山羊睪丸移植手術的病人死後進行了屍體解剖，結果發現他們的陰囊內還是自己原來的睪丸，根本就沒有山羊睪丸的組織成分。

最可笑的是那個所謂的 1020 注射劑，經科學化驗分析後，其成分不過是 1,000 滴蒸餾水加少量的染料，就是這樣一種藥物，布林克利還為病人設計了一個 6 次注射的療程，每次收費 100 美元。由於布林克利極大的名氣，很多原本經過正規治療有望痊癒的病人，在他的那些醫療機構裡卻枉送了性命。

布林克利隨後的結局，像極了電影《讓子彈飛》中的黃四爺，這場官司輸掉以後，之前原本受到傷害但是不敢聲張的病人們也紛紛站了出來，一場又一場輸掉的官司，很快讓布林克利的商業帝國土崩瓦解。

1941 年 1 月 31 日，布林克利宣布破產。

1941 年 9 月，聯邦大陪審團起訴布林克利、他的妻子和 6 名前雇員，罪名是使用美國郵政服務進行詐欺。

布林克利的身體健康狀況也很快垮了下來，1942 年 5 月 26 日死於一次中風發作。

1943 年 1 月，他的妻子和幾位雇員因詐欺罪而被判刑。

五、尾聲

不知道布林克利在臨死之前有沒有後悔過自己的一生，如果有，那麼他最後悔的究竟是陰差陽錯走上行騙之路，還是不知死活主動挑起一場官司？

據說，他在臨終前曾留下過一句話：「如果這個世上真的有天堂，那麼莫里斯·菲什伯恩是有資格進入的，而我只能下地獄。」

人之將死其言也善，我寧願相信他當真說過這句話，就算他曾一度相信過自己的那些療法是真的有效，在面對美國主流醫學界眾口一詞的批判時，他的觀念也會發生動搖，在他的絕大多數行醫生涯中，他應該是明知故騙。

雖然他罪惡滔天，但無論如何我們都得承認，他是個商業天才，他透過廣播電臺講醫學故事，精心包裝自己，打造名醫的人設，回答讀者的書信提問，遠端替病人診療，並聯合藥店高價郵寄藥品給病人，培養粉絲忠誠度，收割「韭菜」的智商稅⋯⋯這些開創性的行為，我們似乎在今天的醫療界仍能看到

某種程度的延續。

我頭一次寫以一個騙子為主角的故事,臨到故事的末尾甚至不免唏噓,莫里斯・菲什伯恩的執著令人感動,但他絕對想不到,像他這樣一位正義的人士,在多年以後的今天,其知名度卻還不如布林克利這樣一個騙子。

或者,布林克利根本沒有死,他還祕密地活躍在世界各地,繼續踐行著他那一套昔日所向披靡的打法,令大眾防不勝防,因為現代醫學還遠非盡善盡美,很多無法經主流醫學獲得醫療救助的絕望病人,非常容易誤入歧途,這就為布林克利的徒子徒孫提供了無數鑽漏洞的機會。

外科醫學的迷思與反思

　　如果將人類第一次與醫療有關的切割視為外科手術的話，那麼最初那把用於切割的刀一定是石頭製成的。石器時代粗糲的燧石鋒刃切斷了一個新生命與母體的最後連接，宣告一個新生命誕生的同時，也昭示著我們人類先祖從此與走獸分道揚鑣，逐漸與純然的野蠻切割，開始了在文明史上的漫漫征程。

　　從石器時代至今，21世紀已走過五分之一，萬千年來，在人類與疾病的爭鬥中，柳葉刀戰果輝煌，尤其是近200餘年，古老的醫學步入科學軌道之後所獲得的成就遠比此前數千年累加的成就還大，這是人類文明的驕傲。然而，距離徹底征服疾病這一醫學的終極目標還有很遠的距離。儘管我們已經比此前的任何一個時期都更接近這一目標。柳葉刀還將繼續披荊斬棘，但為了更好地前進，我們在回顧歷史時，不能忘記外科一路高歌猛進的發展過程中，柳葉刀也曾經走過歧路。刀，畢竟首先是凶器，即使作為救人的柳葉刀，如不善用，也將造成傷害。只有當柳葉刀所到之處帶來的益處超過刀鋒所致的創傷時，這一手術才是有價值的，但我們敢說歷史上實施過的手術通通為人類的健康帶來益處了嗎？

外科醫學的迷思與反思

在現代外科成熟以前，柳葉刀最常實施的手術乃是放血術，以至於至今仍有人將 lancet 翻譯為刺血針。放血療法大行其道數千年，當時的醫生們毫不懷疑這一方法的效果，就連維薩留斯、哈維這些開創一個時代的科學巨匠，他們的發現在診療實踐中的主要應用，也是更加精準的放血。如果將所有被無辜放掉的血彙集起來，那也早已如江河滔滔，因放血療法而枉死的人也將多如過江之鯽。就連「開疆萬里，創古今未有之局」的美國總統華盛頓（George Washington），也因急性會厭炎被放血 2,500 毫升而終致一命嗚呼。可在普遍視放血療法為有效治療方法的當時，又有多少人會意識到華盛頓的死因之一可能是大量放血導致的失血性休克（也有觀點認為華盛頓的直接死因是氣道梗阻導致的窒息）？華盛頓去世 20 年後法國人皮埃爾‧查爾斯‧亞歷山大‧路易（Pierre Charles Alexandre Loui，西元 1787～1872 年）發表了自己的臨床觀察，發現放血療法明顯增加了病人的死亡率，人們對放血療法的信念開始出現動搖。此後，由於一系列的醫學進步，這一古老的療法才逐漸退出歷史舞臺。

也許有人會說，這是醫學現代化前夜的事，不能算在外科的頭上。可是，直到 20 世紀之後，現代外科基本成型之際，外科界也發生過切除部分大腦前額葉以治療精神病的鬧劇。更荒唐的是，這居然還獲得了 1949 年的諾貝爾生理學或醫學獎。

在我們之前的故事裡，諾貝爾獎一直是一個代表科學界最高榮譽的獎項，但這一次意味深長的烏龍卻更像是對科學的嘲

諷。以目前人類對神經系統的有限認知，試圖透過切除腦組織來治癒精神病無異於一場人道悲劇。除人類之病痛，助健康之完美，是所有時代的醫學都試圖踐行的原則，但一次失誤的手術卻可以將一次人道救助變成人道悲劇。對於整個外科領域來說，試錯不可避免，跌倒之後，換個方向繼續前進，可對於具體的人來說，一次失誤的手術將帶來極大的肉體痛苦、功能殘疾和精神折磨，嚴重的則可能是生命提前畫上休止符，一個家庭隨之支離破碎。

而今這一術式已被拋棄，但目前正流行的一些手術也並非全都是無可指摘的。也許有些手術無關生死，但若從循證醫學的角度來說，這屬於不必要的代價，手術畢竟首先是對人體的侵襲。2002年外科醫生J. 布魯斯・莫斯利（J. Bruce Moseley）在著名的醫學期刊《新英格蘭醫學雜誌》（*The New England Journal of Medicine*）上發表了一篇題為〈關節鏡手術治療膝關節骨性關節炎的對照試驗〉（*A Controlled Trial of Arthroscopic Surgery for Osteoarthritis of the Knee*）的文章，利用假手術對照組粉碎了一個流行於醫界的外科理論。

幾十年前，有學者認為骨關節炎（即骨質增生）的疼痛主要是由於關節內的滑膜增生、軟骨剝脫引起關節腔內的炎性因子增多。因此，如果採用手術清理掉這些脫落物，沖洗掉炎性因子，病情便會好轉。到了1980年代，由於關節鏡的普及，醫生們便採用關節鏡做「膝關節清理術」。人們對這種手術的效果很

滿意,術後自覺疼痛緩解,因此該手術很快流行起來。僅在美國,每年就有 65 萬人做這種手術,骨科醫生們因而每年有了幾十億美元的生意。但端起碗吃肉的莫斯利卻放下碗就做了一個讓同道們跌破眼鏡的研究,他把 180 個病人分成 3 組,60 人做關節沖洗手術,60 人在關節沖洗的基礎上再將關節軟骨磨平,而另外 60 人只在皮膚表面做切口,對關節腔裡面的結構不進行任何介入,結果是這三組手術效果基本相同,此後又有不同的醫生對該手術進行過評價,結果與莫斯利的結果基本一致,也就是說這種複雜又燒錢的手術其實並不比簡單地吃一些止痛藥效果更好。

莫斯利砸自己及同行生意的臨床試驗並非孤例,事實上這種假手術造成安慰劑效應的現象並非罕見。2014 年 5 月一篇發表在《英國醫學雜誌》(*The British Medical Journal, THE BMJ*)上的大型回顧文章〈在手術評估中使用安慰劑對照研究別的系統評價〉(*Use of Placebo Controls in the Evaluation of Surgery: Systematic Review*),搜尋幾十年的醫學文獻庫,找到了 53 個有隨機雙盲對照的(假)手術實驗,其中 51% 的假手術的效果跟真正手術得到的效果等同。

如果說醫學探索過程中的試錯和規範手術中的無心之失尚可原諒的話,那麼由於臨床惰性或利益因素而知錯不改、明知故犯的話,就很值得大眾警惕和醫界反思了。

除上述問題外,外科面對的更主要的問題,還是醫學對生

命現象和疾病過程認知的局限，以至於很多時候是治療效果欠佳甚至束手無策（有些特殊情況，只診斷不治療，因沒有任何有效的治療措施）。但曾經極大的進步又已將大眾對醫學的預期調高，高到了目前醫學水準力有不逮的程度，從這個意義上說，醫界屬於搬起石頭砸自己的腳。雪上加霜的是，此時已有些許傲慢的現代醫學，又部分地遺失了自古以來醫學傳統中固有的人文精神，這就使病人非但得不到滿意的治療結果，連關懷與安慰也付諸闕如了。

原因不難理解，當醫學對大部分疾病束手無策的時候，除了對垂死的病患給予情感上的關懷與安慰之外，醫生又能做什麼呢？隨著近一個世紀以來的進步，部分疾病可以被治癒了，治病可以在某種程度上遵循一個固定的程序，手術越來越像一個技術熟練工種，為高效率地解除病痛，手術室變得猶如一個個標準化的維修工廠，因病而需手術的人們則彷彿是被廠家召回的產品，需要在手術室裡完成一次返廠維修，很多時候這些維修工廠做得不錯，獲得二次生命的人們重返健康王國。

也許正是因為這樣的一次又一次的治癒，令盲目樂觀的醫學界高估了柳葉刀的力量，從而導致了一系列過於激進的嘗試。柳葉刀也是刀，刀，首要的屬性仍是凶器。高估手術價值的惡果，必然導致對副損傷及術後病人生活品質的忽略，切得越早、越多、越徹底就越好嗎？很多時候，未必如此。

能夠反映外科這種尷尬的，乳癌治療方式的變遷算是比較

經典的例子。明代的《瘡瘍經驗全書》中曾這樣描述乳癌:「捻之內如山岩(通「喦」),故名之,早治得生,遲則內潰肉爛見五臟而死。」以我們今天的標準來看,所謂的早治得生,其實也是非常可疑的,古人沒有能力區分乳腺腫物的良惡性,那些僅僅透過簡單切除就治癒的,很可能原本也不是乳癌。近期有學者在評價日本的華岡青洲(西元 1760～1835 年)時,也提出了這種質疑,認為華岡青洲治癒的那些病例,是不是我們今天認為的乳癌也未可知呢。

19 世紀末,外科醫生們已經意識到治療乳癌的時候不能只單純地切掉腫物本身了,當時占據上風的理念是需要切除整個乳腺、胸肌以及同側的腋窩淋巴結。這其中以霍爾斯特德最為著名,他認為乳癌的擴散是遵循時間與解剖學規律進行的,也就是說乳癌在淋巴系統的轉移是階梯式的,腫瘤細胞只有充滿了最近的淋巴結之後,才會向下一個相鄰的淋巴結出發,不會出現跳躍式的轉移。按照這一理論,他詳盡地描繪了自己治療乳癌的外科方法:針對乳癌的手術應該包括乳腺組織、胸大肌、區域淋巴結的整塊切除。應該說霍爾斯特德在當時獲得了極大的「成功」,按照他所倡導的處理方式,乳癌手術後的腫瘤復發率及局部復發率從原來的 50%和 82%分別降到了 6%和 22%。但經過這麼大範圍手術的病人,其術後恢復的難度及術後生活品質如何也就可想而知了。這一令人鼓舞的成績激勵著後來者沿著這個思路繼續前進,1950 年代霍爾斯特德思路的繼承者試

圖透過進一步擴大手術範圍（廓清範圍擴大到胸骨旁、鎖骨上或前上縱隔）以提高療效，結果卻沒能如預想的那般進一步降低復發率——其復發率居然跟霍爾斯特德式的根治手術無甚差別。此時部分外科醫生才意識到已有大量的病人接受了實際上並不必要的擴大化的手術治療，這也自然不可避免地帶來更多的併發症。待這一術式被叫停時，這一思路已流行了20多年。

那麼，反其道而行之結果又將會如何呢？

鑒於這些根治性手術帶來的併發症，幾乎是在同一時期，一些醫生開始探索縮小手術的路數，佩蒂（Patey）等人欣喜地發現如果在乳癌根治手術中保留胸大肌，局部及整體復發率與經典的霍爾斯特德式手術相差無幾。後來者更是繼續發展為同時保留胸大肌、胸小肌和胸長神經（切除該神經會導致肩部畸形）以及主張避免不必要的淋巴結清掃。很顯然，這個時期接受乳癌治療的病人，其生活品質將有很大的提高。

這一手術方式，被稱為乳癌改良根治術（佩蒂手術），以區別於乳癌標準根治術（霍爾斯特德手術）。

在很多外科醫生於手術方面進行大刀闊斧的實踐同時，也有一些研究者開始對霍爾斯特德理論的求證研究。實踐已然說明霍爾斯特德理論是存在問題的，一系列的基礎研究顯示腫瘤沿淋巴結的轉移，並不是如霍爾斯特德所設想的那樣呈階梯式，也就是說，陰性淋巴結並不表示腫瘤細胞沒有發生過淋巴結轉移。

外科醫學的迷思與反思

　　後來的研究者逐漸意識到，前人的觀點乃是時代的錯誤，乳癌是一種全身性的疾病，局部的治療不太影響預後。按照這一思路，學者們開始探索保乳手術之後的綜合治療模式。經過幾十年的探索，隨訪觀察，加上診斷技術的進步導致早期乳癌的確診比例大量增加，在循證醫學的指導下，進行包括手術、放療、化療、內分泌治療以及生物標靶治療在內的綜合治療，已使保乳手術的適應證逐漸擴大，成為國際上的主流術式。至此，不幸罹患乳腺癌的女性中的一部分人，才可以有幸不必毀形而獲得滿意的治療。此時，已很難說柳葉刀在乳癌治療領域還是絕對主角了，在這種綜合治療的模式下，需要包括病人、家屬及各個治療專業夥伴的密切配合，僅靠柳葉刀單槍匹馬對仗凶險的乳癌是難以獲勝的。

　　追溯外科的歷史，外科醫生們的勇氣和探索精神固然值得欽佩，但那些接受激進治療的病人又何嘗不是勇士？如果探索成功，那自然是雙贏的局面；探索若是失敗，病人則要付出龐大的代價甚至生命，而醫生仍可收獲資料與經驗，用以推動醫學的進步。也許所有的人在瀕死的情況下都會因強大的求生意志迸發出這種勇氣，可惜，這種勇氣有時候會被辜負。

　　乳癌治療的歷史，正是自負的外科學界特別需要反思的過往，為什麼當證據並不充分時，過於激進的手術便已大行其道？而今，人們意識到，外科手術在乳癌的治療領域，只是綜合措施的一部分，乳癌從一開始就不僅僅是一個局部的疾病，因此

將治癒的賭注全部壓在局部的切除或擴大切除,自然不可能獲得最終勝利。目前,由於治療方案複雜多變,還沒有一種臨床治療能達到治療效果最大化或毒性最小、對外觀損傷最小的境界。在許多情況下,病人和醫生有責任共同從備選方案中探索和選擇最適合的治療方法。病人參與前瞻性臨床研究,不僅可以使病人本人得到有效的治療,而且也能夠為提高未來病人的治療效果做出貢獻。換句話說,探索仍在繼續。我們尚未徹底征服乳癌。

相比於乳癌,胰臟癌簡直就是大魔頭。由於胰臟的位置深居於腹膜後,以至於人們對其結構和功能的認知相對較晚,此處罹患癌症也是目前治療效果欠佳的頑症之一,經典的手術方案是胰十二指腸切除術切除術,但接受這種手術的病人究竟能獲益多少?

胰臟癌病人確診後平均存活時間僅為 6 個月,5 年存活率僅 0.4%～5%,只有 2.6%～9% 的病人接受了手術,平均存活時間僅 11～20 個月。可怖的是該腫瘤的發生率卻在逐年增加,30 年來西方國家已經上升了 7 倍,成為腫瘤死亡的第 3 位。美國胰臟癌的年發生率約為 10/10 萬,病死率占所有惡性腫瘤的第 4 位。儘管胰臟癌的發生率相對較低,但已有多名學者預測,胰腺癌有可能在 2035 年成為腫瘤中排名第 2 位的致死疾病。

2008 年,美國有 34,290 人死於胰臟癌,新發病例 37,680 人,儘管接受了現代醫學的治療,仍有 90% 的病人在診斷後一

年內死亡。但就是這些遠未令人滿意的成績,也是百多年來一代代外科醫生透過艱苦的努力和探索才獲得的。

西元 1898 年義大利的外科醫生亞歷山德羅·科迪維拉(Alessandro Codivilla,西元 1861～1912 年)為胰臟癌病人施行胰十二指腸切除術,結果術後併發胰瘻和腹瀉,病人僅存活了 21 天,這可以視為胰臟癌手術切除的開始。隨後,經過數十年的發展,經歷大量失敗,直到 1930、1940 年代,美國外科醫生艾倫·歐德法澤·惠普爾(Allen Oldfather Whipple,西元 1881～1963 年)經過將近 10 年的不斷探索,才初步建立了具有現代意義的經典胰十二指腸切除術。

但在隨後的 30 年裡,該術式並沒有獲得飛速的發展,術後死亡率一直居高不下,最高甚至可達 44%,術後併發症發生率高達 60%,胰臟頭癌的術後 5 年存活率僅僅為 5%,該手術的複雜及胰臟癌的凶險程度由此可見一斑。標準的胰十二指腸切除術的切除範圍包括胰臟頭、遠端胃、十二指腸、上段空腸(小腸在解剖學上分三段:十二指腸,空腸和迴腸)、膽囊和膽總管⋯⋯最後是消化道的重建。一次切掉這麼多「零件」,這該有多大的風險啊!

直到 1980 年代,隨著在大型醫療中心建立專科化胰臟疾病中心,由專科化的胰臟外科醫生實施胰十二指腸切除術,更兼麻醉技術的完善、ICU 的積極器官功能維持以及更為熟練的手術操作和有效的營養支持,在先進國家胰十二指腸切除術的術

後死亡率終於降到5%以下，部分高水準中心甚至低至1%。至此，胰十二指腸切除術才成為一種安全有效的手術方式。

曾有人說，人類絕少吸取歷史教訓，為改善胰臟癌的手術效果，外科界再次重蹈覆轍，一度試圖從擴大手術範圍入手，這確實明顯提高了切除率，但手術死亡率與併發症發生率也同時大增，存活率也未能如預想中的那樣有所改善。幾十年的努力付諸東流，一切似乎又回到了30年前的起點，是否有必要擴大手術仍在爭論……。

某大學附屬醫院普外科胰臟腫瘤專業組王單松等指出，胰臟癌的外科治療正處於感性到理性的階段，既不主張不計後果的追求切除率，甚至擴大切除，也反對輕易放棄手術或不分具體情況一律選用傳統的Whipple手術方式。針對某一特定胰臟癌病人，胰臟外科醫生必須利用自己的專業知識和專業技術，遵循提高其生活品質和遠期存活期的原則，根據病人具體情況制定合理的個體化治療方案。

雖然目前認為手術切除是胰臟癌唯一可能的治癒性方法，然而85%的胰臟癌病人就診時已屬晚期或發生遠處轉移，手術切除率僅10%～15%，那麼其他未能接受根治性手術的病人難道只能坐以待斃不成？由於胰臟癌可引起黃疸、胃排空障礙、腸阻塞及腹痛，所以姑息性手術的目的即為緩解這些症狀而非切除腫瘤。通常，手術室接到胰十二指腸切除術的手術預約時，護士們往往如臨大敵，要精心做器械和體力方面的準備，

外科醫學的迷思與反思

但到了手術臺上，仍有相當一部分病例因發現腫瘤已無法根治切除不得不行姑息性手術。因此姑息性手術反而成為胰臟癌外科治療的主要治療方式，只是無論哪種姑息性手術，均不能延長病人的存活期。但如果連這種手術都不做，病人當然死得更快，只是未必死於腫瘤本身，而是死於腸阻塞或膽道阻塞導致的黃疸中毒。

手術切除率這麼低，化療的戰績又如何？最近的統合分析結果顯示，Gemcitabine 聯合鉑劑在選擇性的應用時，可以延長胰臟癌病人整體存活期。另外，GV1001 作為一種末端轉移酶肽疫苗，在進展期胰臟癌的治療中也引起了學者的關注，有報導稱其在治療不可切除的胰臟癌時，病人中位存活期為 8.6 個月。於是有學者想到，如果將二者聯合應用，能否發揮更好的效果呢？遺憾的是，臨床資料初步分析的結果已經顯示此聯合化療方案沒有作用。過去十幾年中幾十項對照研究對比了 Gemcitabine 單藥或者聯合其他化療藥的效果，Oxaliplatin、Irinotecan、Pemetrexed 這些新藥全都試過了，至今還沒有一種聯合化療方案相比 Gemcitabine 單藥獲得可重複的生存優勢。面對如此複雜凶險的疾病，1 加 1 不等於 2。

標靶藥物聯合化療在肺癌、腸癌、乳癌等多種腫瘤治療領域都有了突破，但胰臟癌至今還是堅如磐石、油鹽不進。Cetuximab、Bevacizumab 聯合 Gemcitabine 也沒比單藥化療顯示出優勢，只有加上 Erlotinib 後總存活期有了那麼一點點改善，但改

善幅度只有 10 天。常見腫瘤領域很少有像胰臟癌這樣，標準治療居然十餘年內都沒變過，看來，醫學界徹底攻克這一「21 世紀的頑固堡壘」似乎還在很遙遠的將來。

我們可以確定的是，僅靠一把柳葉刀就可懸壺濟世的時代已經終結。可預後不佳的又何止一個胰臟癌？對於那些結局已經寫好的惡疾，別說柳葉刀不能勝任，就是集中全部現代醫學的力量也不能挽狂瀾於既倒。醫生這個職業所以吸引人，乃是因為醫學給予從業者可以控制人生死的錯覺，我們在這樣的錯覺中自我滿足或自我麻痺，但其實，死神只能是被我們逼得暫時退卻，最後的贏家永遠是死神。但明知必死無疑，我們就只能徒勞地看著親人們在絕望中孤獨地走向死亡嗎？在科技、醫學高度發展的今天，如果不能讓人們在死前得到心靈的撫慰，只能被動地承受極大痛苦的煎熬，那真是對宣稱以人為本的現代醫學的極大諷刺。

我們是人類，萬物靈長，對抗不可戰勝的死神，除了柳葉刀和藥物，別忘了我們還可以重拾人道關懷。臨終關懷起源於中世紀的修道院與濟貧院，為重症的瀕死者提供精心的照顧。目前對臨終關懷的定義為，對無治癒希望且生存時間有限（6 個月或更少）的病人提供的積極整體的照顧，包括醫療護理、心理護理和社會支持等各個方面。其目的在於確保臨終病人及其家屬的最佳生活品質，以減輕其生理痛苦和心理恐懼，使病人人生的最後旅程痛苦較少，也使病人家屬得到慰藉。其目的既不

外科醫學的迷思與反思

是治療疾病或延長生命,也不是加速死亡,而是改善病人有限生命的品質,它是一門新興的邊緣學科,涉及醫學、心理學、社會學、護理學、倫理學等眾多學科。因此,作為醫療服務的臨終關懷的意義,遠遠地超出了既往我們所熟悉的醫學範疇。對於沒有受過針對性訓練的普通醫務人員來說,自然難以勝任這一任務。這自然就需要另外一支專業團隊,2007年,美國已有4,700個機構提供臨終關懷。希望到我們這一代走向人生終點時,能夠少一些痛苦恐懼,多一分鎮定從容。

儘管目前的醫學模式有種種的不盡如人意,但要解決這些問題不能靠停下探索的腳步,正是由於存在如此廣闊的未知領域,科學才有存在的理由,柳葉刀的探索已持續千餘年,在近百餘年的飛速進步之後,今天的手術情境早已大不一樣。腹腔鏡的出現,延伸了人類的手臂,拓展了新的視野,於病人而言則是更小的創傷,達文西機器人系統更是將這一思路發揮到了極致,更遠的將來,是不是這種手術機器人可以脫離人的控制,獨自完成救死扶傷呢?但這也許仍不是外科的最終目的,如果說醫學的終極目標是徹底征服疾病,那麼在我看來,外科的終極目標乃是消滅柳葉刀,如果可以透過非手術的辦法(比如口服藥物)治癒某種疾病,那麼又有誰會選擇開刀?這樣的進步其實已經在發生,我還在大學讀書的時候,次全胃切除還是治療胃及十二指腸潰瘍的常見方法,而今,由於內科治療的進步,大部分此類疾病已不再需要手術,因此而穿孔需要急診

手術救命的情況也已大大減少；再如嬰幼兒腸套疊是一個致死率極高的急腹症，傳統的治療方案是開腹之後予以復位，但兒外科先驅佘亞雄則開創了 X 光下肛門置管充氣復位的辦法，該方法可以使 90％以上此類患兒可免於開刀，推廣遍及多個國家，受到國際上的讚譽。類似的例子還有，應用 HPV（Human papillomavirus，人類乳突病毒）疫苗，可大幅降低 HPV 感染率和子宮頸癌癌前病變發生率，這當然比最高明的手術還要強大得多，直接在源頭上就大大降低了癌腫的發生率，防腫瘤之患於未然。全球首支 HPV 疫苗於 2006 年在美國上市，數年間，已在 100 多個國家應用，這將減少多少無辜的死亡和可避免的開刀？

外科的最高境界，應是消滅手術，以無刀勝有刀。

除了這些進展外，微觀世界的進步也悄悄醞釀著顛覆醫學傳統的力量，1953 年詹姆斯・杜威・華森（James Dewey Watson，西元 1928 ～）和法蘭西斯・哈利・康普頓・克里克（Francis Harry Compton Crick，西元 1916 ～ 2004 年）等人在前人研究的基礎上，發現了著名的 DNA 雙螺旋結構模型；1985 年美國科學家率先提出人類基因組計畫，該計畫於 1990 年正式啟動，美國、英國、法國、德國、日本等國科學家共同參與了這一預算達 30 億美元的人類基因組計畫。按這個計畫，眾科學家將要把人體內約 2.5 萬個基因的密碼全部解開，同時繪製出人類基因的圖譜。2000 年 6 月 26 日，參加人類基因組工程計畫的六國科

外科醫學的迷思與反思

學家共同宣布，人類基因組草圖的繪製工作已經完成。2006 年 5 月 18 日美國和英國科學家在英國《自然》雜誌網路版上發表了人類最後一個染色體——1 號染色體的基因測序，至此，解讀人體基因密碼的「生命之書」的繪製宣告殺青。這其實相當於新時代維薩留斯《人體的構造》的出版，但從西元 1543 年《人體的構造》出版，到外科學基本成熟，前後用了數百年，那麼「生命之書」的繪製成功到人類可以修改基因又將需要多久？我們還要等多久？也許不會再用上幾百年了。

隨著更新的測序技術等分子生物學技術的發展，人類對生物基因有了非常精確的編輯修改能力，透過對基因水平的切割與重建，有可能極大地改變未來醫學的面貌，以器官移植為例：全球有 100 萬人等待著器官移植，但哪裡有足夠多的捐獻者？許多人只得在絕望的等待中走向死亡，豬的器官提供一種可能，但有兩個問題。一是免疫不相容性，二是豬有內源性病毒。但透過使用基因修改技術就可以同時解決這兩個問題。

在這方面，已經有了一些初步的探索，比如在 2022 年 1 月 7 日，美國馬里蘭大學醫學中心的巴特利・格里菲斯醫生 (Bartley Griffith) 團隊就向 57 歲的病人大衛・貝內特 (David Bennett) 體內植入了一枚豬的心臟，病人術後存活時間達到了 2 個月，於當地時間 3 月 8 日去世。根據屍檢結果，該團隊推測，病人的死因可能是巨細胞病毒感染。

這一探索為人類征服疾病帶來了新的希望，正如病人兒子

在醫院發表的宣告中所說:「我們感謝這次歷史性嘗試中的每一個創新時刻、每一個瘋狂的夢想以及每一個不眠之夜。我們希望這個故事並非終點,而是希望的開始。」

更樂觀、更大膽的猜想是,利用基因編輯技術修正病人細胞缺陷的新方法,甚至可以在病變器官原位重建該器官的細胞組織,使其恢復正常結構及功能。目前這一方法已在動物實驗階段獲得成功,研究人員將新培育的肝臟細胞植入有肝病的小鼠體內,結果證明它們能夠使肝臟正常運轉,這一思路如在肝病病人身上臨床試驗成功,則可以乾脆將費用高且風險大的肝臟移植手術變成過去式。同理,其他器官衰竭到需要移植的地步時,也有可能採用這類技術,也就是說,一旦該項技術成熟,那麼人類可能再也不需要複雜的器官移植手術了。

還有部分惡性腫瘤,因為異常的基因本身就是腫瘤原因結構或因果網中一個重要的組分,且是癌前危險因子,故理論上可以不必等到有形的腫瘤出現、長大再去用柳葉刀切割並對器官系統功能重建,也許可以在腫瘤發生之前(或剛剛出現),就先把致病的突變以基因編輯技術修正完畢,滅腫瘤於無形。從宏觀的人體器官系統的切割重建到微觀世界裡基因水平的編輯修改,幾百年間醫學的進步日新月異,外科的形態早已今非昔比,在可以預見的將來,外科學將有革命性的變化,「刀」將進化至無形,也許無形的柳葉刀才是未來外科的新常態。

然而未來尚未到來,人類還需等待,但為這美好願景的實

外科醫學的迷思與反思

現,今天的醫者,又應先做哪些準備?既然我們仍繼續應用當下的技術服務人類健康,既然新技術的彼岸離今時今日尚遠,我們將如何在汪洋上駕駛這生命之舟?也許我們可以期待行醫模式的改變。

傳統的行醫模式其實是一種神祕模式,這種神祕雖不是上古時代的巫術或中古時代的宗教,但打著科學旗號的現代醫學對於大眾來說,仍然是神祕的,這一方面是由於知識壁壘,另一方面也是醫界的有意隱瞞,主觀上不願患方知道太多。對於這一切,病人當然只有忍耐──所以病人這個單字乾脆就是 patient。但這絕不等於患方沒有知情的需求。所有經歷過手術的病人或家屬,都簽過那個手術前的同意書吧,全名叫做手術知情同意書,但又有多少人是真的對同意書中所羅列的風險內容充分了解的?那種幾乎囊括了所有可能的最糟糕的後果的所謂知情同意書,有多少病人會在心裡真正接受?這也是一旦出現不符合預期的結果,醫療糾紛就很容易發生的原因,其實很多人根本就不明白同意書上的內容,醫生也不太可能將每一條的風險大小充分告知。

《克氏外科學》(*Sabiston Textbook of Surgery: The Biological Basis of Modern Surgical Practice*)是一部經典的醫學教材,被許多外科醫生奉為外科聖經,由美國西北大學外科醫生弗雷德里克‧克里斯多福(Frederick Christopher,西元 1889 ～ 1967 年)在 1936 年主編,它的扉頁就印著「先交朋友,再施手術。」這就

是要求外科醫生要使病人充分了解病情與手術，與之成為知心朋友，這在傳統的神祕行醫模式之下，幾乎難以實現。

於是，有學者提出了透明行醫的理念，隨著資訊化時代的到來和醫學科學的進步，科學儀器逐漸把經驗具體化，使疾病的診療過程都能公開看得見，這就逐漸要求在醫療工作中每一步都有客觀且可供人檢視和重複的證據，此為循證醫學。循證醫學的發展為透明行醫提供了必要條件。否則公說公有理婆說婆有理，彼此的經驗不能互相印證，當然巴不得病人什麼也不了解、不知道。

今天醫院治病主要憑客觀證據，有條件可使醫生和病人彼此同意和互相監督，醫生應將每一步治療、操作、用藥的益處和風險都詳細告知、解釋清楚，在病人充分知情理解的情況下，共同制定治療方案；而傳統的神祕行醫的模式則要求病人對醫生的無條件信任，這在今天早已不合時宜。醫學或疾病相關的知識，並沒有複雜到無論如何也對外行說不明白的程度，深入掌握醫學知識不應該只是少數人的特權，專業資料庫的開放使用和醫學科普寫作的興起，病人得到充分的相關資訊成為可能，至少達到可以跟醫生交流治療方案選擇的程度，唯其如此，我們才能成為有史以來從醫學中受惠最多的一代。

這樣的行醫模式一方面保障了病人一方真正的、充分的知情權（而不僅僅是形式上的知情同意，毫不客氣地說，目前幾乎所有的手術前的簽字同意都只是徒具形式），另一方面也督促醫

外科醫學的迷思與反思

生不得不提高專業水準，循證行醫——因為一旦所有的治療資料徹底公開，病人將會做一番橫向比較，如此一來將使治療領域的濫竽充數不復存在。新時代的病人也不應該只是被動地接受醫生的醫囑，而是應該主動地攝取醫學知識，否則，病人根本就沒有能力就診療決策與醫生商討，透明行醫將永遠只是可望而不可即的水月鏡花。

學習是一個終生的過程，這不應該僅僅針對醫學從業者而言，因為醫學關乎所有人的身家性命，買手機還得看一眼說明書呢，你有什麼理由不愛自己的身體？學習永遠都不會太晚，那麼，所有人都學起來吧，從現在開始，從這本小書開始。

你我皆凡人，
大家都有病（代後記）

一

　　生命，是兩段永恆黑暗之間一剎那的光明。

　　由於對死後的黑暗世界的本能恐懼，人們總是竭盡所能地去拓展那生命之光的長度。在這種本能的驅動之下，醫學開始產生和發展。

　　所有人都希望擁有健康的身體，但究竟什麼才是健康呢？

　　世界衛生組織的定義說，健康是軀體、精神和社會幸福的一種完美狀態，而不僅僅是沒有疾病或虛弱。

　　這個定義似乎非常嚴謹，把所有能想到的關於健康的因素都囊括進去了，可仔細一想，似乎不是那麼一回事。正所謂人無完人，現實王國裡不可能有人擁有這樣一種理想狀態。且不說完全沒有疾病或虛弱已經是很難得了，就拿社會幸福這一條來說，人生不如意事，十之八九，誰還沒點煩心事呢？那怎麼才算社會幸福的完美狀態？

　　所以，這個定義我們雖然不能認為它是錯誤的，但基本上屬於廢話一樣，在有些情況下，這個定義甚至還可能有害。

你我皆凡人，大家都有病（代後記）

為什麼這麼說呢，因為如果我們真的把這樣定義下的健康作為一種非要達到不可的目標，就必然會在這個領域投入過多的精力，從而為自己增加無盡的煩惱，甚至替部分別有用心的人大開行騙的方便之門。

所以，我們不應該把擁有這樣的健康作為目標，各位不妨把健康與疾病的關係當作一個連續不斷的譜系來理解。比如說我們把世界衛生組織對健康的定義，設為 100 分，這是健康的上限。與健康這一概念相對應的是疾病，疾病的結局有三種，一種是好轉痊癒，一種是導致死亡，還有一種是不好不壞與人糾纏相伴直至生命的盡頭。

如果我們將死亡視為 0 分，把健康視為 100 分，那麼，活在這個區間裡的人，每個人會打多少分呢？可以想像的是，從 1 分到 99 分，都會有許多人。其實從健康到疾病乃至死亡，就是這樣一個連續不斷的譜，就像彩虹一樣，你能在不同的幾種顏色之間找到明確的界線嗎？

只要你還活著，你就是一個活著的病人，直到你死去，變成一具毫無生氣的屍體，你才能擺脫病人這個專屬於生命世界的身分標籤。

有人可能會問，這個健康的打分，我有沒有可能是負數啊？比死人更加不健康？那就是死後還被踏上了一萬隻腳，遺臭萬年，永世不得翻身的情況了，這你得多招人恨啊。

一般人也沒這個待遇，你別瞎擔心。

二

　　大家忙忙碌碌日復一日，世俗的世界運轉得如此正常，正常得彷彿所有人都沒有病似的。但這不是事實。因為即使是社會功能完好、身體沒有任何不適的人，也可能已經進入疾病的狀態，只是本人尚未察覺。

　　比如一個人在毫無徵兆的情況下，做大腸鏡檢查發現了早期結腸癌，隨後將安排一系列治療。那麼，在拿到這個結果的一瞬間，他變成無可爭議的病人了，可在這之前他算不算病人呢？在死於各種意外的人群中，儘管他們生前並沒有被診斷出癌症，但屍體解剖卻發現，各種器官在顯微鏡下可見的微小癌症十分常見，這些人算不算病人？

　　如果將癌症視為一種基因病，那麼相當多的人，原本就是帶病而生。甚至即使是傳說中那些含著金鑰匙出生的人，他攜帶的致病基因也不見得比你少。在這一點上我們跟富二代、官二代是平等的。

　　一位正在下棋的老人，也許身體裡一直藏著隨時可能發生致命性出血的動脈瘤，一個在職場叱吒風雲的上班族可能剛剛切除闌尾，一位在媒體與社群輿論中極具影響力的寫作者可能一直靠注射胰島素控制血糖。那麼，一個缺少一條闌尾的人，算不算病人？

　　如果把這句話中的闌尾換成膽囊、換成扁桃腺、換成一隻

你我皆凡人，大家都有病（代後記）

眼睛或一條腿呢？就像疾病與健康的關係一樣，殘缺與完整之間也沒有截然的區分，不信你去問問那些剛剛做過包皮環切術的男人，他們一定不會認為自己在手術中失去了什麼。

很多人對疾病的執念是斬草除根，但在相當多的時候，治癒僅僅是個神話，醫學能做的，只是相當程度地修復病人受損的社會功能，如果能維持基本的社會功能，那麼帶病生存又如何呢？

畢竟，萬物皆有裂痕。

我曾接診一個患兒，他是個11歲的胖小子，可能一出生就被打上了病人的標籤，也許是急於看看子宮外面的世界吧，他在媽媽肚子裡只待了6個半月就迫不及待地跑了出來。

如果是在古代，這樣的出生注定只有死路一條，但幸運的是，如今有了新生兒專科，有兒科重症監護病房，更重要的是，有決心救治到底的家庭。這個早產兒經歷過重重考驗之後活下來了，只是遺留了腦癱後遺症，行走功能受限，他只能走不能停，如果身邊沒有人攙扶，他就只能一直走下去，直到砰一下撞牆為止。

他後來成為我的病人，是因闌尾炎發作，出院那天我對他說：「你長大以後學醫，然後來我們醫院工作吧。」他笑著回答說：「好哇！」

如果這個孩子將來能順利地完成學業，並擁有一份可以安

身立命的工作，我想在絕大多數時候他不會覺得自己是一個病人。

醫學劃定出疾病這個概念，是為了更有效率地解除人類的痛苦，而我將大家都納入疾病這個範疇，是為了讓各位更豁達地面對真正的疾病。該治療則治療，不必治療你也不用哼哼，誰還不是個病人啊。

三

對疾病與健康的關係理解不清的惡果之一，就是有好事的人硬生生造出一個「亞健康」的定義來，大家想想看，健康本身還是個可疑的定義呢，「亞健康」是什麼鬼？

可能會讓很多人感到顛覆的是，「亞健康」這個術語的出現，其實只有區區三十餘年。它的流行程度，反映的是人們盲目追求所謂健康狀態的焦慮，這個有害無益的概念，催生了龐大的保健品市場和一系列並不必要的醫療資源的濫用。

今天，現代醫學已發展得枝繁葉茂，大眾對醫學常識的需求也日益強烈。如果你理解了健康與疾病的分野原本就不清楚，還會把「亞健康」一說當回事嗎？所以呢，趕緊扔掉所有跟「亞健康」沾邊的書籍和文章，看點正經書籍要緊。

我出門診時最常說的一句話是，這孩子沒病。這句話的意

你我皆凡人，大家都有病（代後記）

思並不是說孩子的症狀是裝出來的，比如說肚子痛，他可能是真痛。我的潛臺詞是什麼呢？這種情況不需要治療。

很多治療，事實上是被人為誘導出來的，如果你在極端焦慮的狀態下求醫，其實非常容易被醫生牽著鼻子走。

從我們在臨床上遇到的情況來看，有太多的不適不需要治療，也許會自癒，可能會緩解，或者需要你忍受，忍受對應的英文單字是 patient，patient 也是病人的意思，所以忍受痛苦一直是病人的光榮傳統，這個傳統我們不能丟啊。

真正需要醫療介入的情況，只是眾多疾病中很少的一部分，但在治療與不治療兩可之間的時候，往往越是激進的方案越有市場，所以，更具破壞性的手術方案才會大行其道，保健品才會氾濫成災。

除了保健品之外，很多針對健康人的不加區分的體檢篩檢，也算醫療過度的推手，推銷各類篩檢的資訊可謂無處不在。我們每個人都透過各種管道聽說過某某人透過早期診斷、早期治療倖存下來的故事，但很少有人告訴大家，那些因過度診斷和過度治療而受到傷害的例子，在很多體檢篩檢中，極少數人獲益的同時，代價是數倍的人出現假陽性的結果。

這些人當中有些人要繼續經過鑑別診斷後排除其他病因，有些人甚至可能會經歷不必要的手術和其他激進的治療，這種看似無害的篩檢，可能將原本健康的人變成恐慌的病人。

所以，當你打算去參加某類體檢時，你要明白，你從中獲益的可能性很小，這類針對健康族群的篩檢，很有可能會引發心理脆弱者的焦慮。

唯一肯定獲益的是哪一方呢？呵呵，醫療機構唄。

如果有人居然膽敢跳出來說明真相，那不但是與醫療界作對，也是與許多病人為敵了，不信各位你們現在去看看自己的社交平臺，有多少秀打點滴照片的？

我注意過，這其中有相當一部分就是普通感冒。普通感冒，幾乎不影響社會功能，也請不來假，它是可以自癒的啊，那也好意思被叫做病嗎？

但有些人，需要病人這種臨時性的身分，來獲得他想要的照顧，殊不知，病人其實是每一個活人的終身標籤。

眾生皆苦，但只有那些不斷地將自己的不幸絮絮叨叨說出來的人才最苦。

人生猶如在充滿暗礁和漩渦的大海中航行，無論我們如何小心翼翼地加以閃避，充其量也無非是僥倖在一段時間裡順利航行，遇難是不可避免的，我們每一個人都是在一步步逐漸接近那個失事的地點和時刻。

所有的人都是病人，所有的人都將死去，這是無可更改的生命鐵律，我們每一個個體的必然死亡，成就的是人類這一族群永世繁衍的可能性。從這個意義上來說，每一個死去的人都

你我皆凡人，大家都有病（代後記）

是為了人類族群的利益而光榮的離開的，我們的祖先都曾享有這樣的榮耀，未來，我們也不會是例外。

人與人的不同，主要在於在面對真正的疾病與不可避免的死亡時的態度。我們大概都見過這樣的人，對自己的健康狀況總是憂心忡忡的，聽風就是雨，無論在哪裡出現一個什麼大師半仙，他都得去拜一下，循環上當，他只吃虧，不長教訓。

四

所謂過猶不及，我們對健康的追求不要超過必要的限度。人類發展至今，雖然醫學已經獲得了極大的進步，但有一個指標，還是跟遠古時代沒有任何區別，那就是人類整體的死亡率，這個數字一直穩定地保持在100%。

所有的人都必死無疑，但當真正的死亡來臨之前，先不要一次次地把自己嚇個半死。我們不要在「亞健康」這類非科學的概念裡兜兜轉轉，繞不出來，但即使是主流的科學的資訊，也不必太過當回事。

想想看，我們僥倖來到美好的人世間，為的是體驗五彩繽紛的世界，這個世界對我們來說，是一個到時間就一定會被請出去的遊樂場，不管你樂意不樂意。那麼在這有限的時間裡，我們當然應盡可能地多多體驗不同的遊樂項目，而不是躲在絕

對安全的區域裡看別人盡情玩耍。否則,實在對不起我們拿在手裡的這張生而為人的門票啊。

再說,人生也根本沒有什麼絕對安全的區域。你每天都上床睡覺吧?那你知不知道絕大多數的人類死亡都發生在床上?

飲酒有害健康,但如果你享受酒精帶來的樂趣,那麼,飲酒帶來的健康風險又有什麼要緊?

久坐熬夜有害健康,但如果你有重要的案子就是需要你加班搞定,難道你會因為害怕影響健康而放棄這個案子嗎?我知道你們可能都看過那些熬夜有害健康的衛教文章,但你知道嗎,這些販賣焦慮的文章可能就是他們熬夜寫出來的,他們為了騙讀者打賞才捨不得乖乖早睡早起呢!

有些美食也有害健康,而那些營養學界推薦的所謂健康的食物往往味道很淡,那麼你有必要為了所謂更健康的生活而終其一生委屈自己的食慾嗎?

五

科學只是告訴你生命世界的運行規律,它不能決定你的一生應該怎樣度過,當我們為享樂而做出生活選擇時,我們願意為自己的選擇承擔相應的風險或付出應有的代價。

你我皆凡人，大家都有病（代後記）

　　人生苦短，生命的全部意義都源於它短暫而有期限，在這個短暫的期限裡，你應該多多地去體驗生命歷程中美好的東西，所以，我們不要把有限的生命浪費到無限的怕死當中去。

　　對待生命，你不妨大膽一點，因為我們終究要失去它。

　　最後，祝各位朋友，哦，不，祝各位病友活得精彩。

國家圖書館出版品預行編目資料

外科札記，縫合生死的醫學簡史：從巫術到理性，由小人物至外科巨擘，見證醫療革命的每一步！/ 李清晨 著 .-- 第一版 .-- 臺北市：沐燁文化事業有限公司, 2025.07
面；　公分
POD 版
ISBN 978-626-7708-37-8(平裝)
1.CST: 外科 2.CST: 醫學史
416.09　　　　　　　114008302

外科札記，縫合生死的醫學簡史：從巫術到理性，由小人物至外科巨擘，見證醫療革命的每一步！

作　　　者：李清晨
發　行　人：黃振庭
出　版　者：沐燁文化事業有限公司
發　行　者：崧燁文化事業有限公司
E - m a i l：sonbookservice@gmail.com
粉　絲　頁：https://www.facebook.com/sonbookss/
網　　　址：https://sonbook.net/
地　　　址：台北市中正區重慶南路一段 61 號 8 樓
8F., No.61, Sec. 1, Chongqing S. Rd., Zhongzheng Dist., Taipei City 100, Taiwan
電　　　話：(02) 2370-3310　　　傳真：(02) 2388-1990
印　　　刷：京峯數位服務有限公司
律師顧問：廣華律師事務所 張珮琦律師

-版權聲明

原著書名《外科札记》。本作品中文繁體字版由清華大學出版社有限公司授權台灣沐燁文化事業有限公司出版發行。
未經書面許可，不得複製、發行。

定　　　價：375 元
發行日期：2025 年 07 月第一版
◎本書以 POD 印製